INGA-MARIA RICHBERG

PRAKTISCHE HOMÖOPATHIE HEUTE

Anleitung zur Selbstbehandlung

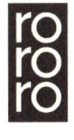

Rowohlt

Für Brita und Christian

Danksagung
Autorin und Verlag danken der Deutschen
Homöopathie-Union in Karlsruhe für die umfassenden
Informationen über die homöopathische
Arzneimittelprüfung von Ginkgo biloba.

Veröffentlicht im Rowohlt Taschenbuch Verlag
GmbH, Reinbek bei Hamburg, September 1997
«Sanft heilen mit Homöopathie. Der einfache,
klassische Weg. Praktische Anleitung zur
Selbstbehandlung der häufigsten Beschwerden»
Copyright © 1995 by Mosaik Verlag GmbH,
München
Fachliche Beratung Christine Matthiesen,
Ärztin / Homöopathie
Umschlaggestaltung Barbara Thoben
(Fotos: The Bridgewater Book Company)
Illustrationen Ada Forster
Satz Apollo und Kabel (Postscript)
QuarkXPress 3.32
Gesamtherstellung Clausen & Bosse, Leck
Printed in Germany
1490-ISBN 3 499 60276 8

INHALT

Vorbemerkung 9

TEIL I
Einführung in die Homöopathie
11

Was ist Homöopathie? 13
Die Grundlagen des homöopathischen Heilens 19
Die homöopathische Selbstbehandlung 27

TEIL II
Selbstbehandlung von Beschwerden und Erkrankungen mit homöopathischen Mitteln
35

KAPITEL 1
Seelische und nervöse Beschwerden
37

Reizbarkeit 41 · Traurigkeit und Niedergeschlagenheit 43 ·
Angst 46 · Lampenfieber und Prüfungsangst 49 · Einfache
Phobien 50 · Panikattacken und Agoraphobie 51 · Nervöse
Unruhe 53 · Überaktivität 56 · Stimmungsschwankungen 57 ·
Konzentrations- und Gedächtnisstörungen 58 ·
Schlafstörungen 60

KAPITEL 2
Kopfschmerzen und andere Störungen des Allgemeinbefindens
65

Kopfschmerzen durch Überarbeitung und Erschöpfung 69 · Nervöse Kopfschmerzen 72 · Kopfschmerzen durch Muskelverspannungen 74 · Kater-Kopfschmerzen 76 · Neuralgische Kopf- und Gesichtsschmerzen 77 · Migräne 79 · Wetterfühligkeit 82 · Müdigkeit, Abgeschlagenheit und Erschöpfung 84

KAPITEL 3
Erkältungskrankheiten
87

Grippaler Infekt 89 · Halsentzündung 91 · Mandelentzündung (Angina) 94 · Kehlkopfentzündung 97 · Bronchitischer Husten 99 · Schnupfen 102 · Nebenhöhlenentzündung 105 · Heuschnupfen (Allergischer Schnupfen) 107

KAPITEL 4
Ohren, Augen, Mund und Zähne
109

Ohrenschmerzen 111 · Überanstrengung der Augen 114 · Gerstenkörner 115 · Bindehaut- und Lidentzündung 116 · Augenverletzungen 118 · Zahnfleischentzündung 119 · Akute Zahnschmerzen 120 · Beschwerden beim Zahnen 122 · Schmerzen nach Zahnbehandlung 123 · Empfindliche Zähne 124 · Zahnverlust (Karies) 126

KAPITEL 5
Haut, Nägel und Haare
127

Abszeß 130 · Unreine Haut und Akne 131 · Nesselfieber 134 · Sonnenallergie 137 · Warzen 138 · Wunde Haut 139 · Windeldermatitis 140 · Haarausfall 141 · Hühneraugen und Schwie-

len 143 · Brüchige Nägel 144 · Verletzungen der Nägel 146 ·
Nägelbeißen 147

KAPITEL 6
Verdauungsbeschwerden
149

Magen-Darm-Verstimmung 151 · Magen-Darm-Erkältung 153 ·
Nervöse Magen-Darm-Beschwerden 155 · Sodbrennen 158 ·
Völlegefühl 161 · Darmträgheit 163

KAPITEL 7
Nieren und Harnwege
165

Nierenschmerzen und Nierenkolik 167 · Blasenkatarrh 169

KAPITEL 8
Weibliche Gesundheit
173

Beschwerden vor der Menstruation 177 · Schmerzhafte
Menstruation 180 · Starke Menstruation 182 · Schwanger-
schaftsbeschwerden 185 · Vorbereitung auf die Geburt 187 ·
Beschwerden nach der Geburt 188 · Beschwerden beim
Stillen 189 · Beschwerden in den Wechseljahren 192

KAPITEL 9
Venöse Beschwerden
197

Krampfadern 199 · Hämorrhoiden 201

KAPITEL 10
Kinderkrankheiten
203

Windpocken 206 · Masern 208 · Röteln 209 · Mumps 210 ·
Keuchhusten 212

KAPITEL 11
Erste Hilfe bei kleinen Notfällen und auf Reisen
217

Schürfwunden, Schnitt- und Stichverletzungen 220 · Prellungen und Quetschungen 222 · Verstauchungen und Zerrungen 223 · Verbrennungen und Sonnenbrand 224 · Sonnenstich und Hitzschlag 226 · Insektenstiche und Insektenbisse 227 · Reiseübelkeit 228 · Reisefieber und Reiseangst 229

KAPITEL 12
Vorbereitung auf Operationen und Nachsorge
231

Vorbereitung auf eine Operation 233 · Nachsorge nach einer Operation 234 · Nachsorge nach Knochenbrüchen 235

KAPITEL 13
Die homöopathische Hausapotheke
237

Homöopathische Hausapotheke für Anfänger 239 · Homöopathische Hausapotheke für Fortgeschrittene 240 · Aufbewahrung der Mittel 241

TEIL III
Die homöopathische Materia Medica von A–Z
243

Literatur 319
Hinweise zur Arztwahl 321
Register 323
Sachwortverzeichnis 326

VORBEMERKUNG

Seit einigen Jahren erlebt die Homöopathie einen ungeheuren Aufschwung. Noch bis in die siebziger Jahre hinein hatte sie ein Schattendasein fast als Geheimwissenschaft geführt, vehement abgelehnt von der etablierten medizinischen Lehrmeinung. Seitdem hat sich viel verändert. Hauptgrund für diesen Wandel sind die ökologische Bewegung und das wachsende Unbehagen an Fünf-Minuten- und High-Tech-Medizin. Aber wie so oft bei Modeerscheinungen ist auch die «Zurück-zur-Natur-Bewegung» zum Teil weit über ihr Ziel hinausgeschossen. Verantwortung dafür tragen nicht zuletzt die Medien, die mit sensationell aufgemachten Berichten bei vielen Menschen Hoffnung auf Wunderheilung mit sogenannten natürlichen Mitteln wecken. Und nicht selten fühlen sich Menschen, die einen Zeitschriftenartikel über Homöopathie gelesen oder von ihrem Arzt einige homöopathische Globuli erhalten haben, damit selbst zum Experten in Sachen Homöopathie berufen. Das hat dem Ansehen der homöopathischen Lehre viel Schaden zugefügt. Völlig zu Unrecht.

Die Homöopathie stellt hohe Anforderungen

Die Homöopathie ist eine ernsthafte und wissenschaftliche Therapieform, die an denjenigen, der sie professionell anwenden will, hohe fachliche und persönliche Anforderungen stellt: Zur fachlichen Qualifikation zählen eine fundierte medizinische Ausbildung, eine sorgfältige und detaillierte Aufnahme der

Krankengeschichte und ständige Fortbildung. Zur persönlichen Anforderung gehört die Bereitschaft, eigene Beobachtungen und Schlußfolgerungen stets kritisch und schonungslos zu überprüfen und aus den in der täglichen Praxis gewonnenen Erfahrungen zu lernen. Außerdem müssen sich homöopathische Therapeuten stets der Grenzen dieses Heilverfahrens bewußt sein.

Was für den professionellen homöopathischen Therapeuten gilt, trifft grundsätzlich auch für den Laien zu, der sich oder seine Angehörigen zu Hause selbst behandeln will. Die Grenzen sind hier sogar noch enger gesteckt. Wer zum Beispiel mit homöopathischen Mitteln so sorglos und unbedacht verfährt wie mit freiverkäuflichen Schmerztabletten, ganz nach dem Motto «Viel hilft viel», der sollte die Finger von diesem Heilverfahren lassen. Mit einem solchen Therapieverständnis wird der Laie mit homöopathischen Mitteln zwar direkt keinen Schaden anrichten. Dafür aber läuft er Gefahr, daß sich falsch behandelte Beschwerden verschlimmern und unter Umständen schwerwiegende Komplikationen eintreten.

Wer dagegen fähig ist, sorgfältig und geduldig zu beobachten, beständig dazuzulernen, wer die eigenen Grenzen anerkennt und bereit ist, professionellen Rat und Hilfe anzunehmen, der wird auch als Laie mit der Homöopathie viel Gutes bewirken und ein tiefes Verständnis für die menschliche Gesundheit erlangen. Denn die Homöopathie schult ihn, sich gesundheitsbewußt zu verhalten bzw. dafür zu sorgen, daß es seine Angehörigen tun. Sie lehrt ihn, rechtzeitig einzugreifen, wenn sich Störungen des seelisch-geistigen oder körperlichen Gleichgewichts ankündigen, und hilft damit, das allgemeine Wohlbefinden und die Lebensfreude zu steigern.

Ahrensburg im Februar 1995

Inga-Maria Richberg   Christine Matthiesen

TEIL I

Einführung in die Homöopathie

WAS IST HOMÖOPATHIE?

Vereinfacht gesprochen ist die Homöopathie ein ganzheitliches und sanftes Heilverfahren, das die Selbstheilungskräfte des Kranken aktiviert und in die richtige Richtung lenkt, so daß der Körper Krankheit selbst überwinden kann. Die Prinzipien der Homöopathie lassen sich am einfachsten verstehen, wenn man einen Blick auf ihre Entstehungsgeschichte wirft, die untrennbar mit dem Namen Samuel Hahnemann verbunden ist. Noch heute basiert die gesamte Praxis der Homöopathie auf seinen Ideen und Experimenten.

Der geniale Denker und Arzt Samuel Hahnemann

Samuel Hahnemann wurde am 10. April 1755 als Sohn eines verarmten Porzellanmalers in Meißen geboren. Schon sehr früh zeigten sich seine außergewöhnliche Sprachbegabung – er beherrschte schließlich acht Sprachen perfekt – und sein tiefes Verständnis für die Naturwissenschaften. So studierte er zunächst Medizin und praktizierte auch eine Weile als Arzt. Doch der Beruf machte ihm keine Freude, er fühlte sich abgestoßen von den damaligen recht brutalen Therapien, zu denen starke Aderlasse und die Gabe hochgiftiger «Arzneimittel» wie Quecksilber gehörten, die dem Kranken mehr schadeten als halfen. Frustriert gab er auf und arbeitete wieder, wie schon während seines Studiums, als Übersetzer medizinischer und naturwissenschaftlicher Texte und Bücher. Durch diese Tätigkeit eignete er sich im Laufe der Jahre ein ungeheures Wissen an, das ihm später noch von großem Nutzen sein sollte. Doch Hahnemann war nicht nur ein hochqualifizierter Wissenschaftler, er besaß auch eine große Intuition.

Eine bahnbrechende Entdeckung

Hahnemann war 35 Jahre alt, als er im Jahr 1790 einen Bericht über die Behandlung von Malaria oder «Wechselfieber», wie die Krankheit damals genannt wurde, mit Chinarinde aus dem Englischen ins Deutsche übersetzte. Der Bericht behauptete, die heilende Wirkung von Chinarinde (vom Chinarindenbaum) sei auf die «magenstärkende Kraft» des Mittels zurückzuführen. Hahnemann fand das sehr merkwürdig, und er entschied sich ganz spontan, die Wirkung von Chinarinde an sich selbst auszuprobieren. Das Ergebnis war verblüffend: Nach jeder Einnahme des Mittels bekam er innerhalb kurzer Zeit für zwei, drei Stunden ganz typische Malariasymptome: Schüttelfrost, kalte Hände und Füße, heftigen Durst, starke Angst, Schwindel, Taubheitsgefühle am ganzen Körper und unglaubliche Schwäche. Oder wie es Hahnemann formulierte: Die Chinarinde bewirkte beim gesunden Menschen malariaähnliche Symptome. Also lag der Nutzen des Mittels für die Malariabehandlung nicht in der magenstärkenden Wirkung, es mußte etwas anderes sein. Hier nun kam seine große Intuition zum Tragen.

«Ähnliches heilt Ähnliches»

Hahnemann folgerte, daß es die durch die Chinarinde hervorgerufenen malariaähnlichen Symptome sein mußten, die die Selbstheilungskräfte der Malariakranken punktgenau stimulierten und so die Heilung in Gang setzten. Was für Malaria und Chinarinde galt, schloß er weiter, müßte auch für andere Krankheiten und Mittel gelten. Offenbar kam es nur darauf an, zu einer bestimmten Krankheit den Stoff zu finden, der bei Gesunden ähnliche Symptome verursacht. Daraus leitete Hahnemann den ersten Grundsatz seines neuen Heilverfahrens ab, das er später Homöopathie nannte:

- «Similia similibus currentur», zu deutsch: «Ähnliches möge durch Ähnliches geheilt werden»

Dieser Grundsatz wird auch Ähnlichkeitsregel genannt und ist übrigens auch im Begriff der Homöopathie enthalten. Denn das aus dem Altgriechischen gebildete Kunstwort Homöopathie bedeutet nichts anderes als «ähnliches Leiden».

Fortan widmete Hahnemann seine ganze Kraft der Erforschung neuer homöopathischer Mittel, die der Ähnlichkeitsregel entsprachen und den Namen «Simile» oder «Ähnliches» erhielten. Dazu «prüfte» er verschiedenste Substanzen zunächst im Selbstversuch, später gewann er auch Familienangehörige, Studenten und Kollegen für seine Forschungsarbeiten. Bis zu seinem Tod 1835 in Paris hatte er mit ihrer Hilfe an die einhundert verschiedenen Stoffe nach ganz bestimmten strengen Regeln wissenschaftlich geprüft und als «Simile» für bestimmte Krankheitsbilder befunden. Alle Reaktionen oder Symptome, die diese Substanzen bei gesunden Menschen hervorriefen, wurden peinlich genau in einer sogenannten Materia Medica protokolliert. Daran hat sich übrigens bis heute nichts geändert. Auch die moderne Sammlung homöopathischer Arzneimittelbilder folgt der von Hahnemann entwickelten Struktur. Insgesamt wurden bis heute weit über 2000 Substanzen nach den Hahnemannschen Grundsätzen geprüft und als Simile und damit homöopathische Arzneimittel für bestimmte Symptombilder befunden. Allerdings wird nur ein Bruchteil davon auch in der täglichen homöopathischen Praxis verwendet.

Oberstes Gebot:
absolute Sicherheit

Es ist wohl vor allem aus seiner früheren Erfahrung mit hochgiftigen «Arzneien» zu erklären, daß Hahnemann bei der Prüfung der Substanzen und späteren Anwendung als homöopathische Mittel größten Wert auf absolute Sicherheit legte. Zumal er ja auch einige hochgiftige Stoffe wie etwa Arsen (Arsenicum album) auf ihre Eignung als Simile prüfte. Um den möglichen Giftgehalt der Prüfsubstanzen auf ein ungefährliches Maß zu reduzieren, entwickelte Hahnemann ein ausgeklügeltes System zur Verdünnung. Gleichzeitig potenzierte er ihre heilende Wirkung durch rhythmisches Schütteln. Was von dieser Technik letztlich auf Intuition und was auf Beobachtung zurückzuführen ist, läßt sich heute mit Sicherheit nicht mehr klären. Vermutlich ist es wie bei vielen Menschen, die bahnbrechende Entdeckungen machten, ein Zusammenspiel von beidem.

Das Verdünnen

Auch die Hahnemannsche Technik des Verdünnens und des Potenzierens wird heute noch bei der Herstellung homöopathischer Arzneimittel und bei der Prüfung neuer Substanzen auf ihre Eignung als Simile unverändert befolgt.

Zunächst wird die Ausgangssubstanz – vor allem Pflanzen, Mineralien und tierische Produkte, bisweilen auch menschliche Stoffwechselprodukte – gelöst, meist in Alkohol. Das Ergebnis ist die sogenannte homöopathische Urlösung oder Urtinktur, die dann schrittweise in einem bestimmten Verhältnis mit einer hochprozentigen Alkohol-Wasser-Lösung verdünnt wird. Dazu entwickelte Hahnemann verschiedene Skalen: Am gebräuchlichsten ist heute die Centesimal- (= Hunderter) oder C-Skala, bei der 1 Tropfen der Urlösung auf 100 Tropfen der Trägerflüssigkeit gegeben wird. Anschließend wird diese Mischung nach einem bestimmten Muster rhythmisch geschüttelt, um, wie Hahnemann sagte, die heilende Energie aus der Substanz herauszulösen und auf die Trägerlösung zu übertragen. Das Ergebnis dieser ersten Verdünnungsstufe ist eine sogenannte C1-Verdünnung oder präziser eine C1-Potenz. Wird die C1-Potenz erneut im Verhältnis 1:100 verdünnt, entsteht eine C2-Potenz. Das Verdünnen läßt sich beliebig oft fortsetzen, C1000- oder gar C50000-Potenzen sind denkbar und werden bisweilen auch tatsächlich verwendet, allerdings nur von erfahrenen professionellen Homöopathen.

Neben der C-Skala gibt es auch noch die Dezimal (= Zehner) oder D-Skala, bei der die Urtinktur und alle weiteren Potenzen jeweils im Verhältnis 1:10 verdünnt werden. Außerdem werden auch Q- oder LM-Potenzen hergestellt, die aber für die Selbstbehandlung keine Rolle spielen.

Das Potenzieren

Das «Potenzieren» eines Mittels beim Verdünnen durch rhythmisches Schütteln sorgt beim Laien oft für ziemliche Verwirrung. Wie Hahnemann auf diese Technik kam, läßt sich, wie gesagt, heute nicht mehr genau feststellen. Sicher ist jedoch: Hinter dem Potenzieren steht ein so genialer wie einfacher Gedanke.

Das scheinbar Paradoxe an den homöopathischen Mitteln läßt sich auf eine knappe Formel bringen: Je verdünnter das Mittel, desto wirksamer oder potenter ist es. Daher auch die Bezeichnung Potenz. Selbst wenn das Mittel keine nachweisbare Spur eines Arzneistoffes mehr enthält, bewirkt es bei gesunden Menschen die für diesen Stoff typischen Symptome und als passendes Simile bei kranken Menschen eine nachhaltige Heilung. Für dieses Phänomen machte Hahnemann die heilende Energie der Stoffe verantwortlich, die mit zunehmender Verdünnung offenbar unverfälschter auf die Trägerlösung übertragen wird. Man könnte sich dieses Phänomen auch als eine Art energetischen Fingerabdruck des Arzneistoffs auf der Trägerlösung vorstellen: je weniger störende Materie, desto reiner der Abdruck der heilenden Schwingungen.

Daß homöopathische Mittel wirken, obwohl sie kein Molekül des Ausgangsstoffs mehr enthalten (bei C-Potenzen etwa ab der C9 und bei D-Potenzen etwa ab D30), können viele Schulmediziner nicht verstehen und lehnen die Homöopathie daher ab: «Es ist nichts drin, also kann es auch nicht wirken», lautet das immer wiederkehrende Argument gegen homöopathische Arzneimittel. Aber offensichtlich ist eben doch etwas drin – nur ist es mit den heutigen Meßmethoden (noch) nicht nachweisbar. Vielleicht wird die Physik ja eines Tages dazu in der Lage sein. Daß zum Beispiel Pflanzen eine charakteristische Aura aus elektrischen Schwingungen haben, wurde auch lange Zeit belächelt, bis die Kirlian-Fotografie die Spötter Lügen strafte. Und war nicht auch die Erde ursprünglich eine Scheibe?

DIE GRUNDLAGEN DES HOMÖOPATHISCHEN HEILENS

Die zentrale Leitlinie des homöopathischen Heilens stammt ebenfalls von Samuel Hahnemann:

- **Behandle den Menschen, nicht die Krankheit**

Die Homöopathie geht davon aus, daß der Patient eine Krankheit nicht bekommt, sondern krank *ist*. Das heißt, er ist aus einem körperlichen, seelischen oder geistigen Gleichgewicht geraten. Seine Beschwerden sind für die Homöopathie ein gesunder Ausdruck dafür, daß die Selbstheilungskräfte das Gleichgewicht wiederherzustellen versuchen. Sie zu unterstützen ist Aufgabe der homöopathischen Behandlung. Welcher Art diese Unterstützung sein sollte, zeigen die Selbstheilungskräfte eben durch die jeweiligen Symptome.

Da die Homöopathie den Menschen behandelt und nicht die Krankheit, interessiert sich die homöopathische Praxis auch weniger für Krankheitsnamen als vielmehr für die einzelnen Symptome, die das Kranksein anzeigen. Entscheidend ist, daß ein Mittel zum kranken Menschen in seiner Ganzheit paßt. Kein Mittel wird nur für eine *Krankheit* verordnet. Entsprechend ausführlich und detailgenau muß auch die Erhebung der einzelnen Beschwerden ausfallen. Denn nur so kann der homöopathische Therapeut das passende Mittel sicher herausfinden. Wie er das macht, werden wir im folgenden in groben Zügen schildern. Die dort genannten Grundsätze gelten genauso für die homöopathische Selbstbehandlung.

Die homöopathische Anamnese

Die Aufnahme (Anamnese) der Beschwerden oder des Symptombildes erfolgt in aller Regel zweigleisig. Zunächst läßt sich der Therapeut die Beschwerden genau schildern, die den Patienten in seine Praxis geführt haben. Anschließend erkundet er mögliche andere Symptome, die ihn bei der Auswahl der Mittel leiten können. Dabei geht er buchstäblich von Kopf bis Fuß vor und fragt auch nach dem seelischen und geistigen Befinden einschließlich der aktuellen Lebenssituation und zurückliegender wichtiger Ereignisse.

Besonders wichtig für die Auswahl des passenden Mittels sind die sogenannten Modalitäten, also die Frage, ob sich die Beschwerden unter bestimmten Bedingungen bessern oder verschlimmern. Die klassischen vier Modalitäten sind Ruhe, Bewegung, Kälte und Wärme. Sie werden noch näher spezifiziert oder durch andere ergänzt, zum Beispiel: Bewegung an der frischen Luft.

Die Auswahl des passenden Mittels

Nach Abschluß der Anamnese, die bei chronischen Beschwerden nicht selten ein bis zwei Stunden oder mehrere Termine erfordert, wählt der Homöopath das zum Symptombild des Patienten passende homöopathische Arzneimittel, das Simile. Manchmal liegt es schon direkt auf der Hand, manchmal scheinen mehrere Mittel zu passen oder vielleicht auch gar keines. In jedem Fall muß der Therapeut das aufgenommene Symptombild anhand der Materia Medica peinlich genau mit den Symptombildern der zur Auswahl stehenden Arzneimittel vergleichen. Nur wenn beide übereinstimmen, wobei der Patient natürlich nicht alle Symptome des Mittels zeigen muß, darf er das Mittel verordnen. Das erklärt übrigens auch, warum Homöopathen nicht immer sofort ein Mittel verschreiben, sondern bisweilen zum Abwarten raten, bis sich das Symptombild geklärt hat.

Natürlich gibt es auch in der Homöopathie sogenannte bewährte Indikationen, das heißt Beschwerde- oder Symptombilder, bei denen erfahrungsgemäß bestimmte homöopathische Mittel helfen. Zum Beispiel sprechen stechende Halsschmerzen mit hochrotem, geschwollenem Hals für Apis mellifica. Doch auch bei den bewährten Indikationen, auf denen dieses Buch aufbaut, muß sich der Homöopath anhand des ausführlichen Arzneimittelbildes stets vergewissern, ob sie wirklich zutreffen.

Nur ein Mittel

Ein weiterer wichtiger zentraler Satz der klassischen Homöopathie nach Samuel Hahnemann lautet:

- **Immer nur ein Mittel verordnen**

Dahinter steht die Erfahrung, daß bei mehreren Mitteln nicht mehr festzustellen ist, welches die Heilung in Gang gesetzt hat. Zudem können unpassende Mittel selbst Symptome bewirken, die das ursprüngliche Symptombild verfälschen und dadurch die Behandlung erschweren oder sogar unmöglich machen. Und es ist auch denkbar, daß zwar kein Genesungsfortschritt zu beobachten ist, die Wahl des Mittels dennoch richtig war und nur die falsche Potenz verordnet wurde. Hat der Patient aber mehrere Mittel bekommen, kann der Therapeut nicht mehr beurteilen, welches das richtige in der falschen Potenz war.

Die Wahl der Potenz

Ist das passende Mittel gefunden, muß sich der Therapeut für eine bestimmte Potenz entscheiden. In dieser Frage sind sich die Homöopathen aber alles andere als einig. Manche bevorzugen eher die niedrigen Potenzen der D-Reihe bis D12, andere arbeiten lieber mit mittelhohen Potenzen der C-Reihe ab C30, wieder andere bevorzugen die Höchstpotenzen der Q-Reihe.

Klassische Homöopathen entscheiden von Fall zu Fall. Obwohl dabei viel von der persönlichen Erfahrung und Intuition des Therapeuten abhängt, gibt es drei allgemeine Leitlinien, die aus der langjährigen homöopathischen Praxis stammen:

- Niedrige Potenzen bis etwa D12 wirken hauptsächlich auf den Körper. Ab D12 beginnt die ausgeprägtere geistig-seelische Wirkung.
- Die Wirkung höherer Potenzen setzt im allgemeinen schneller ein, geht tiefer und hält länger an – bisweilen Wochen bis Monate – als die Wirkung niedriger Potenzen. Höhere Potenzen gehören daher in die Hand des Arztes und erfahrenen Homöopathen.
- Bei Patienten mit einer kräftigen Konstitution und starken Abwehrkräften, wozu gewöhnlich auch Kinder zählen, reichen oft die niedrigen Potenzen der D-Reihe, um die Selbstheilungskräfte ausreichend zu aktivieren. Geschwächte Patienten brauchen dagegen meist höhere Potenzen, da ihre Selbstheilungskräfte einer stärkeren und tiefgreifenderen Stimulierung bedürfen.

Einnahmezeiten

Wie häufig die Mittel eingenommen werden müssen, kommt ebenfalls auf den Einzelfall und die gewählte Potenz an. Allerdings folgen die meisten Homöopathen auch hier zwei Grundregeln, die wiederum aus der Erfahrung stammen:

- Niedrige Potenzen werden häufiger eingenommen, da ihre Wirkung schneller nachläßt. Bei höheren Potenzen genügt meist eine einmalige Einnahme.
- Die Einnahme des Mittels wird sofort unterbrochen, sobald sich eine deutliche Verbesserung der Beschwerden zeigt.

Über die zweite Regel wundern sich Laien anfangs oft, weil sie sich fundamental von der konventionellen Arzneimitteltherapie unterscheidet. Sie läßt sich jedoch einfach erklären: Eine deutliche Besserung der Beschwerden zeigt an, daß ein Mittel die Selbstheilungskräfte aktiviert und damit seine Aufgabe erfüllt hat. Erst wenn der Heilungsprozeß wieder ins Stocken gerät, was sich durch nochmaliges Auftreten der alten Beschwerden oder durch ganz neue Symptome bemerkbar macht, kann eine erneute Medikation notwendig werden. In solchen Fällen muß die Auswahl des Mittels freilich nochmals anhand des Symptombildes und der Materia Medica überprüft werden. Nicht selten ist die körperliche, seelische oder geistige Gleichgewichtsstörung im Zuge des begonnenen Heilungsprozesses in ein anderes Stadium getreten, was dann auch ein anderes Mittel erfordert.

Die Erstverschlimmerung

Ob das verordnete Mittel wirklich passend war, läßt sich in den meisten Fällen anhand der sogenannten Erstverschlimmerung ablesen. Erstverschlimmerung heißt nichts anderes, als daß sich die Beschwerden eines Patienten nach Einnahme eines Mittels zunächst verschlimmern, um sich dann langsam zu bessern. Auch dieses Phänomen ist einfach zu erklären: Homöopathische

Mittel bewirken bei gesunden Menschen ganz bestimmte Symptombilder. Das gilt natürlich auch für Kranke. Verstärken sich also zunächst die Beschwerden, dann bedeutet dies, daß das Mittel die gleichen Beschwerden bewirkt, wie die, unter denen der Kranke leidet. Das Mittel paßt also punktgenau.

Wie schnell mit einer Erstverschlimmerung zu rechnen ist, hängt auch von der Potenz des verordneten Mittels ab: Bei niedrigen Potenzen stellt sich eine Erstverschlimmerung oft recht schnell und sehr heftig ein, meist innerhalb weniger Stunden. Dafür klingt sie schneller wieder ab. Bei höheren Potenzen dauert es oft länger, bis sich zeigt, ob das Mittel anschlägt, da es stärker in die Tiefe geht. Die Zeitspanne kann hier von einem Tag bis zu drei, vier Wochen dauern. Natürlich kommt es auch darauf an, ob es sich bei den Beschwerden um akute oder chronische handelt.

Der Verlauf der Heilung

Nach der Erstverschlimmerung folgt der homöopathische Heilungsprozeß dem sogenannten Heringschen Gesetz, das nach seinem Entdecker Konstantin Hering benannt ist. Hering hatte beobachtet, daß sich zunächst die seelisch-mentalen Beschwerden und erst anschließend die körperlichen Symptome bessern. Weitere Beobachtungen ergaben ein immer wiederkehrendes Heilungsmuster:

- von oben nach unten
- von innen nach außen
- von jetzt zu früher

Dieses Muster läßt sich besonders gut bei der Heilung chronischer Leiden beobachten, die sich meistens über mehrere Wochen oder Monate erstreckt. Aber auch bei akuten Erkrankungen kann sogar das geübte Auge des Laien den typischen Verlauf erkennen, auch wenn er nicht so stark ausgeprägt ist, besonders wenn sich die Beschwerden nur auf ein Organ konzentrieren.

Nehmen wir das Beispiel einer starken Erkältung mit tiefsitzendem Husten: Kurz bevor die körperlichen Beschwerden nachlassen, bessert sich bei den meisten Patienten deutlich die Stimmung. Das läßt sich besonders gut bei Kindern beobachten, die ihre Gefühle noch nicht so stark unter Kontrolle halten wie Erwachsene. Anschließend öffnet sich langsam die verstopfte Nase, das Schnupfensekret kann abfließen. Die Halsschmerzen lassen nach, der Husten wird lockerer und fördert mehr Auswurf zutage. Die Gliederschmerzen verschwinden, der Kreislauf kommt wieder in Schwung, der Appetit erwacht, und die Verdauung springt wieder an. Von Tag zu Tag kommt der Patient mehr zu Kräften, bis er wieder gesund ist.

Auch bei akuten Erkrankungen passiert es gar nicht so selten, daß der Heilungsprozeß plötzlich ins Stocken gerät und durch Gabe eines weiteren (oder des ersten) homöopathischen Mittels wieder in Gang gebracht werden muß. Aber auch hier folgt der weitere Heilungsverlauf bis zur endgültigen Gesundung stets dem Heringschen Gesetz.

Was die Homöopathie alles kann

Grundsätzlich ist die Homöopathie ein hochwirksames Heilverfahren zur Behandlung auch schwerer akuter und chronischer Erkrankungen. Sie kann in Einzelfällen sogar lebensbedrohliche Situationen abwenden. Voraussetzung dafür aber ist, daß sie von einem erfahrenen professionellen Homöopathen ausgeübt wird, der auch die konventionellen Therapien beherrscht. Das trifft in Deutschland nur auf Ärzte zu. Eine Ausnahme können im Einzelfall gut ausgebildete und langjährig erfahrene Heilpraktiker sein, wenn sie eng mit einem Arzt zusammenarbeiten. Trotz ihrer hohen Wirksamkeit ist natürlich auch die Homöopathie, wie alle anderen Therapieformen, nicht allmächtig.

Die Grenzen der Homöopathie

Vereinfacht gesagt, kann die Homöopathie überall dort nicht helfen, wo die Selbstheilungskräfte des Patienten zu schwach oder gar nicht mehr vorhanden sind. Das gilt bei all jenen Erkrankungen, bei denen einzelne oder mehrere Organe schwer geschädigt sind. Hinzu kommen akute medizinische Notfälle, wie etwa schwere (Unfall-)Verletzungen und hohe Blutverluste. Auch akutes Herzkreislaufversagen (Herzinfarkt, Schlaganfall, Lungenembolie), lebensbedrohliche Komplikationen in der Geburtshilfe und schwerste psychiatrische Erkrankungen wie akute Psychosen erfordern in aller Regel die Hilfe der konventionellen Medizin. Nicht daß die Homöopathie in solchen Fällen nicht grundsätzlich heilend wirken könnte, es liegt vor allem am Mangel an entsprechend ausgebildeten und erfahrenen Ärzten, speziell im Krankenhaus, daß sie nicht zum Zuge kommt.

Allerdings besteht nach einer lebensbedrohlichen und konventionell behandelten Erkrankung fast immer die Möglichkeit, den Heilungs- und Genesungsprozeß homöopathisch zu unterstützen. Selbst bei unheilbaren Erkrankungen kann die Homöopathie die einem Patienten verbleibende Zeit mitunter erleichtern, ja in Einzelfällen sogar verlängern. Voraussetzung ist allerdings immer die Behandlung durch einen erfahrenen ärztlichen Homöopathen.

DIE HOMÖOPATHISCHE SELBSTBEHANDLUNG

Für die homöopathische Selbstbehandlung kommen grundsätzlich nur leichte bis mittelschwere akute Beschwerden und Erkrankungen in Frage, die in diesem Buch aufgeführt sind. Die Behandlung chronischer Erkrankungen sollten Laien stets professionellen Homöopathen überlassen. Das Besondere an chronischen Beschwerden ist ja, daß sie sich meist über Jahre verfestigt und dabei ihr Symptombild häufig mehrfach verändert haben. Diese verschiedenen Schichten «abzutragen», um damit eine endgültige Heilung zu bewirken, erfordert nicht nur ein großes Maß an Wissen und Erfahrung, sondern auch an Intuition, über die nur erfahrene professionelle Homöopathen verfügen. Jede überflüssige oder falsche Arzneimittelgabe kann das Symptombild chronischer Beschwerden so verschieben und verschleiern, daß eine Heilung langwierig oder im schlimmsten Fall gar nicht mehr möglich ist.

Die neun Grundregeln für die homöopathische Selbstbehandlung

Wenn Sie sich oder Ihre Angehörigen mit homöopathischen Mitteln behandeln wollen, müssen Sie im Prinzip genauso vorgehen wie ein professioneller Homöopath, dabei jedoch die folgenden neun Grundregeln strikt einhalten:

1. Nur alltägliche, akute Beschwerden und Erkrankungen behandeln.
2. Wenn Sie gerade eine größere seelische Krise durchmachen, verzichten Sie auf die Selbstbehandlung und auch auf die Behandlung Ihrer Angehörigen.

3. Niemals ärztlich verordnete konventionelle Medikamente eigenmächtig absetzen und durch homöopathische Mittel ersetzen. Es können lebensbedrohliche Situationen entstehen.
4. Akute Symptome, die während der homöopathischen Behandlung chronischer Beschwerden auftreten, nicht selbst therapieren, sondern immer den behandelnden Homöopathen aufsuchen.
5. Besondere Vorsicht bei Kindern. Bei ihnen verlaufen Erkrankungen oft sehr rasant. Säuglinge und Kleinkinder nur nach ärztlicher Anordnung behandeln, denn aus scheinbar leichten Erkrankungen können sich schnell, möglicherweise sogar lebensbedrohliche, Komplikationen entwickeln.
6. Das sorgfältig erhobene Symptombild mit den in Frage kommenden Arzneimittelbildern abgleichen, dabei besonders auf geistig-seelische Symptome und die Bedingungen (Modalitäten) achten. Wenn Sie sich nicht entscheiden können: professionellen homöopathischen Rat einholen.
7. Stets nur ein Mittel einnehmen/geben.
8. Verschlechtert sich der Zustand des Kranken zusehends oder tritt hohes Fieber auf: umgehend ärztliche Hilfe rufen.
9. Im Zweifel immer ärztlichen Rat einholen. Besser einmal zuviel als einmal zuwenig.

Die erste Selbstbehandlung

Anfänger sollten natürlich nicht gleich mit der Behandlung einer fieberhaften Erkältung beginnen, sondern ihre ersten Erfahrungen mit ganz leichten Beschwerden machen, und zwar an sich selbst. Gut geeignet sind zum Beispiel kleine Schnittverletzungen, Insektenstiche (natürlich nicht bei allergischen Personen!), Schürfwunden oder kleine Verbrennungen, die man normalerweise gar nicht oder mit anderen Hausmitteln wie Salben oder Umschlägen aus der Hausapotheke behandeln würde. Bei solch leichten Beschwerden können Sie als Laie nicht viel falsch machen, werden aber eine Menge über die Praxis der homöopathischen Behandlung erfahren. So werden Sie zum Beispiel die besondere Sprache der Symptombeschreibungen kennenlernen, die viele Laien am Anfang als recht blumig empfinden. Aber es macht für die Auswahl des passenden Mittels einen großen Unterschied, ob etwa der Insektenstich brennt, beißt oder juckt oder ob Wärme oder eher Kälte die Beschwerden bessern.

Erst wenn Sie sich eine Zeitlang in der Behandlung kleinster Beschwerden erfolgreich geübt und dadurch schon ein ganz gutes Gefühl für das homöopathische Heilen bekommen haben, können Sie sich an schwierigere Fälle wie eben eine Erkältung mit Schnupfen, Husten und Gliederschmerzen wagen.

Wie Sie dieses Buch benutzen

Dieses Buch basiert auf den in der Homöopathie langjährig bewährten Indikationen. Es ist daher nach dem Sitz der Hauptbeschwerden gegliedert. Nehmen wir nochmals die Erkältung als Beispiel. Je nachdem, wie sich die Erkältung vornehmlich äußert, ob etwa als Schnupfen oder eher in Form von Halsbeschwerden und Husten, suchen Sie das entsprechende Stichwort, zum Beispiel *Schnupfen* im Kapitel *Erkältungskrankheiten*, Teil II, und wählen anhand der dort beschriebenen Symptombilder ein Mittel aus. Anschließend vergleichen Sie Ihr Beschwerdebild mit dem des gewählten Arzneimittels in der Materia Medica, Teil III*. Nur wenn beide übereinstimmen, wobei

---

* Die Materia Medica in Teil III enthält die in der homöopathischen Selbstbehandlung am häufigsten verwendeten Mittel. Bewährte kleinere Mittel, die nur ein oder zwei spezifische Symptome zeigen und daher seltener gebraucht werden, sind aus Platzgründen nicht aufgeführt. Fragen Sie im Zweifel Ihren Homöopathen.

die Krankheit natürlich nicht alle dort aufgeführten Symptome zeigen muß, haben Sie das passende Mittel gefunden. Wenn nicht, müssen Sie nochmals von vorn anfangen, dabei besonders auf die genaue Beschreibung Ihrer Beschwerden und die Bedingungen (Modalitäten) achten, unter denen sie sich verschlimmern (V) oder bessern (B).

Wichtig: Manche Erkrankungen oder Gesundheitsstörungen machen sich durch viele verschiedene Symptome bemerkbar und sind nicht vornehmlich einem bestimmten Organ oder Körperbereich zuzuordnen. Das gilt besonders für die seelischen und nervösen Beschwerden. So kann zum Beispiel Kummer auf den Magen schlagen und sich durch nervöse Verdauungsbeschwerden bemerkbar machen. Genauso kann er aber auch zu nervöser Unruhe, Reizbarkeit, Ängstlichkeit, Schlafproblemen, Kopfschmerzen und Menstruationsbeschwerden führen. In solchen Fällen schlagen Sie dann bitte unter den entsprechenden Stichwörtern nach, die häufig verschiedenen Kapiteln zugeordnet sind.

Potenz, Dosis und Einnahmezeiten

Dosis und Einnahmezeiten des gewählten Mittels richten sich nach seiner Potenz. In der homöopathischen Selbstbehandlung haben sich zwei Potenzen besonders bewährt: die D6 und die D12. Wenn nicht anders angegeben, können Sie sich bei der Wahl der Potenz frei entscheiden. Dabei gilt:

- Wer bislang noch keinerlei Erfahrungen mit der homöopathischen Selbstbehandlung hat, sollte mit D6 beginnen.
- Sind Sie mit homöopathischem Heilen jedoch schon aus eigener Erfahrung vertraut, können Sie die D12-Potenzen wählen.
- Eine andere Möglichkeit wäre, die Potenzen mit dem behandelnden Homöopathen abzustimmen.

Homöopathische Arzneimittel werden heute in vier verschiedenen Darreichungsformen angeboten, wobei nicht jedes Mittel auch in allen Formen verfügbar ist. Das hat vor allem herstellungstechnische Gründe. Zur Auswahl stehen Tropfen (Dilution), Streukügelchen (Globuli), Tabletten und Pulver (Verreibungen oder Trituration). Die drei letzten bestehen aus Milchzucker, der mit der entsprechenden Potenz getränkt wurde. Grundsätzlich werden alle vier über den Mund, also oral eingenommen. Manche Mittel werden zusätzlich als Injektionslösung in Ampullenform hergestellt, sie sind für die Selbstbehandlung jedoch nicht geeignet.

- Die Standarddosis beträgt: 5 Tropfen, 5 Globuli, 1 Tablette oder 1 Messerspitze der Verreibung

Welche Darreichungsform Sie wählen, ist im Prinzip Geschmackssache. Erfahrungsgemäß bevorzugen die meisten Menschen Tropfen oder Globuli, wobei sich letztere vor allem auch für Kinder empfehlen, da sie keinen Alkohol enthalten, angenehm schmecken und sehr klein sind. Bei bestimmten hochakuten Beschwerden wird häufig auch die «Verkleppung» empfohlen (in Teil II jeweils besonders gekennzeichnet). Dazu werden Tropfen, Tabletten, Globuli oder Pulver in einem halben Glas Wasser gelöst und dann schluck- oder löffelweise eingenommen, bis sich das Befinden bessert.

Wichtig: Keinen Metall-, sondern einen Plastik- oder Porzellanlöffel verwenden.

- Die Mittel stets 1 Stunde vor dem Essen oder 2 Stunden danach einnehmen. Nicht mit Wasser oder ähnlichem hinunterspülen, sondern eine Weile im Mund wirken bzw. unter der Zunge zergehen lassen.

Da niedrige Potenzen kürzer wirken als höhere, gilt, wenn nicht anders angegeben, folgendes Behandlungsschema mit der Standarddosis:

D6-Potenzen

- Die ersten 6 Stunden stündlich. Wenn sich danach eine Besserung zeigt, 3mal täglich, bis sich die Besserung stabilisiert hat. Dann das Mittel absetzen.
- Wenn sich nach 6 Stunden keine Besserung zeigt, ein anderes Mittel wählen. Wenn dieses ebenfalls keine Besserung bringt, den Arzt aufsuchen.

D12-Potenzen

- Anfangs 3mal täglich. Wenn sich nach einem Tag eine Besserung zeigt, nur noch 1mal täglich, bis sich die Besserung stabilisiert hat, dann das Mittel absetzen.
- Bei sehr starken Beschwerden alle 30–60 Minuten, bis Besserung einsetzt, höchstens jedoch 5 Standarddosen.
- Wenn sich nach einem Tag keine Besserung zeigt, ein anderes Mittel wählen, wenn dieses ebenfalls keine Besserung bringt, den Arzt aufsuchen.

Wichtig: Die Wirksamkeit homöopathischer Mittel kann durch bestimmte Substanzen stark beeinträchtigt und sogar aufgehoben werden. Dazu zählen Pfefferminze, Kampfer, Eukalyptus, Menthol sowie Kaffee und Colagetränke. Auch der Duft intensiven Parfüms kann die heilenden Schwingungen des Mittels stören. Für die Dauer der homöopathischen Behandlung sollten Sie diese Substanzen vermeiden und möglichst eine pfeffer-

minzfreie Zahnpasta benutzen. Schwarzer Tee, sofern Sie ihn nicht literweise trinken, ist erlaubt. Kräutertees, die oft eine deutliche Arzneiwirkung haben, besser durch einfache Früchteteemischungen ersetzen.
- Wenn Sie einmal zu viele Globuli oder Tabletten aus dem Arzneifläschen entnommen haben und diese schon in der Hand hielten oder sie Ihnen gar heruntergefallen sind: nicht wieder in das Fläschchen zurückfüllen, sondern wegwerfen.

Ein Sonderfall: Das Konstitutionsmittel

Die Konstitutionsbehandlung ist dem professionellen Homöopathen vorbehalten, da sie eine sehr aufwendige Anamnese erfordert. Allerdings kann es auch bei der Selbstbehandlung vorkommen, daß ein Patient immer wieder auf dasselbe Mittel reagiert, obwohl sich seine Beschwerden beständig unterscheiden. Hier spricht die Homöopathie dann von konstitutionellen Beschwerden, die der Behandlung mit einem Konstitutionsmittel bedürfen. Gerade Kinder zeigen zum Beispiel häufig Beschwerden und vor allem eine seelische Verfassung, die dem Pulsatilla-, Sulfur- oder Lycopodium-Bild entspricht. Homöopathen nennen sie Pulsatilla-, Sulfur- oder Lycopodium-Persönlichkeiten. Auch wenn Sie sich Ihrer Entdeckung sicher sind: Überlassen Sie die Konstitutionsbehandlung bitte einem erfahrenen Homöopathen, denn sie ist eine tiefgreifende Behandlung, die grundsätzlich der Therapie chronischer Beschwerden und Erkrankungen vorbehalten ist und größte Sorgfalt erfordert. Zudem bevorzugen die meisten Homöopathen bei der Konstitutionsbehandlung hohe und Höchstpotenzen oder komplizierte Einnahmemuster mit ansteigenden Potenzen. Das dazu notwendige Wissen und die notwendige langjährige Erfahrung übersteigen die Möglichkeit von Laien.

TEIL II

Selbstbehandlung von Beschwerden und Krankheiten mit homöopathischen Mitteln

KAPITEL 1

Seelische und nervöse Beschwerden

Wichtige Vorbemerkung 39
Reizbarkeit 41
Traurigkeit und Niedergeschlagenheit 43
Angst 46
Lampenfieber und Prüfungsangst 49
Einfache Phobien 50
Panikattacken und Agoraphobie 51
Nervöse Unruhe 53
Überaktivität 56
Stimmungsschwankungen 57
Konzentrations- und Gedächtnisstörungen 58
Schlafstörungen 60

WICHTIGE VORBEMERKUNG

Seelische und nervöse Beschwerden wie erhöhte Reizbarkeit, Konzentrationsprobleme, Angstgefühle oder Schlafstörungen sind meist ein Anzeichen dafür, daß die geistig-seelischen Energiereserven zur Neige gehen und das innere Gleichgewicht ins Wanken gerät. Die Ursachen reichen von traumatischen Ereignissen wie dem Tod eines geliebten Menschen, der Trennung oder dem Verlust des Arbeitsplatzes über körperliche und geistige Überarbeitung bis hin zu tiefgreifenden Zweifeln an den bisherigen Werten und Zielvorstellungen. Auch verdrängte verletzende oder andere unangenehme Erfahrungen können Jahre später in scheinbar völlig anderem Zusammenhang wieder an die Oberfläche kommen. Störungen des seelischen Gleichgewichts machen sich aber nicht nur durch seelisch-geistige Beschwerden bemerkbar, sondern auch durch körperliche. Die Medizin spricht daher von psychosomatischen Störungen. Dazu können Herzkreislauf- und Atembeschwerden ebenso wie Verdauungs- und Hautprobleme gehören. All diese Beschwerden kommen durch ein sehr komplexes Zusammenwirken des zentralen und des vegetativen Nervensystems sowie verschiedener Hormone zustande, wobei noch nicht alle Einzelheiten restlos erforscht sind.

Für die homöopathische Behandlung ist jedoch der genaue biochemische Entstehungsmechanismus seelischer und psychosomatischer Symptome ohnehin nicht von großer Bedeutung. Da sie den ganzen Menschen im Blick hat, interessiert sie sich vor allem für sein gesamtes Befinden.

Jede seelische Krise, so unangenehm ihre Symptome auch

sein mögen, hat ihre ganz persönliche Botschaft. Sie weist, oft verschlüsselt, darauf hin, was der Mensch selbst zu seiner Heilung tun muß. Da in unserer Leistungsgesellschaft nur noch wenig Raum ist für innere Einkehr, müssen Körper, Seele und Geist offenbar immer häufiger die Notbremse ziehen. Das erklärt auch, warum uns in persönlichen Krisen die gewohnte geistige Leistungsfähigkeit abhanden kommt und wir uns nicht mehr aufs Arbeiten konzentrieren können. Hinwendung zu uns selbst ist dann erforderlich, die Konzentration auf äußere Dinge nicht gefragt. Kleinere Krisen können wir ohne weiteres selbst bewältigen und daran wachsen. Homöopathische Mittel helfen, unser inneres Gleichgewicht wiederzuerlangen. Bei größeren und länger anhaltenden Krisen sollten Sie allerdings stets den Rat eines Arztes und erfahrenen Homöopathen suchen. Das gilt auch für leichtere Beschwerden, wenn sie in Zusammenhang mit einer tiefgreifenden persönlichen Krise stehen oder sich trotz Selbstbehandlung innerhalb einer Woche nicht bessern.

Wann zum Arzt?

In folgenden Fällen müssen Sie unbedingt einen Arzt aufsuchen bzw. den Arzt (unter Umständen den Notarzt) rufen:

- Wenn seelische und nervliche Beschwerden während einer schweren akuten Krankheit auftreten, etwa einer Infektion mit hohem Fieber oder starken Schmerzzuständen
- In Phasen hormoneller Umstellung wie Pubertät, Schwangerschaft, nach einer Geburt, in der Stillzeit oder den Wechseljahren; auch bei Einnahme von Hormonpräparaten einschließlich Pille
- Wenn nervlich-seelische Beschwerden zusammen mit chronischen Erkrankungen einschließlich Stoffwechselstörungen auftreten, z. B. Diabetes

- schwere Depressionen
- Verwirrtheitszuständen, Desorientierung
- starken Angstzuständen
- Realitätsverlust, Halluzinationen, Wahnvorstellungen
- Aggressivität
- Selbstmordgedanken

Dosis und Potenz

Bei akuten Beschwerden, wie etwa einer akuten Angstattacke, alle 30 Minuten Standarddosis D12, bis Besserung eintritt, höchstens jedoch 5 Standarddosen (= 2 Stunden). Ansonsten 1mal täglich Standarddosis D12, bis Besserung eintritt.

REIZBARKEIT

Häufig ein frühes Anzeichen für Überlastung und Überarbeitung. Auch Versagensängste sowie Partnerschafts- und familiäre Probleme spielen eine wichtige Rolle. Oft verbunden mit Traurigkeit, Angst, nervöser Unruhe, Stimmungsschwankungen und Schlafproblemen. **Dosis:** s. oben.

SCHLÜSSELSYMPTOME	MITTEL
Sehr gereizt, zornig, ärgerlich. Sitzt still und verdrossen traurig und schweigsam. Sorge um die Zukunft. V: Morgens, Kälte, Zuspruch, Lärm. B: Ruhe, Wärme, Schlaf.	**Acidum hydrochloricum**

Mürrisch, ungeduldig, abweisend; wortkarg, spricht nicht über Beschwerden; zornig, wenn nicht in Ruhe gelassen. Sorgen um die Zukunft. Alles ist zuviel.
V: Morgens, Bewegung.
B: Ruhe, frische Luft.

Bryonia

Hochgradig gereizt, unruhig, jähzornig, überempfindlich, unzufrieden; unentschlossen. Überzogene Reaktionen auf jede Anforderung, wütend.
V: Abends, nachts, Berührung, Ärger, Kaffee.
B: Alleinsein, Autofahren.

Chamomilla

Schnell verärgert, beleidigt, ungeduldig. Zermürbt von Sorgen. Wutausbrüche. Sieht nur das Schlechteste. Alles schlägt auf den Magen.
V: Aufregung, Reden.
B: Wärme, Ruhe, Kaffee.

Colocynthis

Wutausbrüche, will nicht angesprochen werden. Brütet über Gewissensnöten, hat Sorgen. Befürchtet unheilbare Krankheit. Fehler beim Lesen, Schreiben, Sprechen.
V: Trost.

Lilium tigrinum

Reizbar, cholerisch aus Angst vor Versagen, besonders bei neuen Aufgaben. Spielt den Starken, dominant, herrschsüchtig, wütend. Scharfe Zunge.
V: Morgens, 16–20 Uhr, enge Kleidung.
B: Bewegung, frische Luft.

Lycopodium

Heftiger Jähzorn durch geistige Überarbeitung/Überreizung der Sinne. Ungeduldig, ehrgeizig, pedantisch, hypochondrisch. Mißbrauch von Medikamenten und Stimulanzien. Besonders für Männer.
V: Berufliche Sorgen, Streit, kalter Wind.
B: Kurzer Schlaf, Ruhe, abends.

Nux vomica

Wütend, streitsüchtig durch völlige Erschöpfung. Schlägt mit Worten um sich. Besonders für berufstätige Frauen und Mütter.
V: Kälte, schwüle Luft.
B: Schlaf, Bewegung im Freien.

Sepia

Heftige Wutanfälle nach lange unterdrücktem Ärger; zittert vor innerer Erregung. Sehr empfindlich gegen das, was andere von einem sagen. Kann sich nicht durchsetzen, leidet sehr darunter.
V: Aufregung, Essen, Trinken.
B: Nachts, Ruhe, Wärme, Gehen, frische Luft.

Staphisagria

TRAURIGKEIT UND NIEDERGESCHLAGENHEIT

Bei starker Niedergeschlagenheit und völliger Hoffnungslosigkeit (Depression) sowie zunehmendem Alkoholkonsum und Medikamentengebrauch umgehend den Rat eines Arztes und erfahrenen Homöopathen suchen. **Dosis:** S. 41.

SCHLÜSSELSYMPTOME	MITTEL
Innerlich wie gelähmt; teilnahmslos, traurig, hoffnungslos. Will nicht angesprochen werden. Auch bei Liebeskummer, Heimweh in der Pubertät. V: Anstrengung. B: Ruhe, Wärme, Trost.	**Acidum phosphoricum**
Alles geht zu nahe. Unsicher, scheu, ängstlich, gehemmt, zittrig, schlaflos. Nach geistiger, seelischer oder körperlicher Überanstrengung. V: Musik, Trost, Wärme. B: Ablenkung, Bewegung im Freien.	**Ambra**
Plötzlicher Zusammenbruch mit starkem Minderwertigkeitsgefühl. Einzelgänger, kann keine Kritik vertragen. Besonders nach beruflichen Mißerfolgen. V: Trost, Ruhe, Wärme. B: Bewegung, Musik.	**Aurum metallicum**
Traurig, nachdenklich, will allein sein. Schwäche. Nächtliche Angstzustände, Verlassenheitsgefühl. V: Essen, Kälte. B: Wärme.	**Carbo animalis**
Melancholisch, mitleidig, ängstlich, weint leicht. Besonders bei längerem Kummer, mit zunehmendem Alter. V: Morgens. B: Feuchtes Wetter, Trost.	**Causticum**

Abwesend, wortkarg, launisch; leicht **Cocculus**
gekränkt, verzweifelt. Im Grunde sanft
und scheu. Besonders nach
Enttäuschungen/Unrecht. Schwer von
Begriff.
V: Geräusche, Fahren.
B: Kurzer Schlaf.

Spontane Tränen- und Wutausbrüche. **Ignatia**
Sonst introvertiert; sehr emotional, romantisch. Hochempfindlich auf kleine Zurückweisungen.
V: Stimulanzien, Trost.
B: Seufzen.

Ängstliche Traurigkeit nach Schlaf. Sonst **Lachesis**
quälende innere Unruhe, redet ständig,
mißtrauisch, eifersüchtig. Kann nichts
Enges ertragen. Besonders für Wechseljahre, Liebeskummer.

Tieftraurig, ständig den Tränen nahe. **Lilium tigrinum**
Gewissensnöte. Befürchtet unheilbare
Krankheit. Fehler beim Lesen, Schreiben,
Sprechen.
V: Wärme, Berührung.
B: Frische Luft.

Musik macht depressiv. Unruhig, weiner- **Natrium carbonicum**
lich, muß sich hinlegen. Menschenscheu,
fühlt Kluft zwischen sich und anderen.
V: Wetterwechsel, Gewitter, morgens.
B: Nachmittags, abends.

Introvertiert, traurig, ernst, nachtragend; **Natrium chloratum**
denkt dauernd an alte Kränkungen. Kann
Trost nicht ertragen; will allein sein, weint
dann.
V: Morgens.

Sanft, gutmütig, nachgiebig, unentschlos- **Pulsatilla**
sen, traurig. Stiller Gram; ergeben in sein
Schicksal. Bangt um die Zukunft.
V: Ruhe, Wärme jeder Art.
B: Trost.

Sehr traurig und erschöpft, weint leicht. **Sepia**
Fühlt sich verlassen und hilflos. Kann sich
nach langandauernder Überforderung
nicht mehr um Familie kümmern. Besonders für berufstätige Frauen und Mütter.
B: Schlaf, Bewegung im Freien.

ANGST

Angst ist ein lebensnotwendiges Gefühl, denn sie warnt den Menschen vor gefährlichen Situationen. Zum Problem wird sie erst dann, wenn sie dem Anlaß nicht mehr angemessen ist. Übersteigerte Ängste haben aber ebenfalls Signalcharakter. Sie zeigen an, daß das seelische Gleichgewicht in Gefahr ist. Wenn der Alltag durch die Ängste schwer beeinträchtigt ist und die nachfolgenden Mittel innerhalb von 3 Tagen keine Besserung bringen, den Rat eines erfahrenen Homöopathen suchen. Siehe auch *Lampenfieber*, S. 49, und *Panikattacken*, S. 51. **Dosis:** S. 41.

SCHLÜSSELSYMPTOME	MITTEL
Große Angst mit Vorahnungen; Panikzustände mit Todesangst; Alpträume. Herzklopfen, Drehschwindel, Luftmangel, Beklemmungsgefühle, Hitzewallungen, rotes Gesicht. Oft nach seelischem Schock. V: Nachts, um Mitternacht, Musik.	Aconitum
Wachsende Ängstlichkeit nach Überarbeitung. Hält lange durch, bricht plötzlich zusammen. Todesangst. Besonders für pedantische, leistungsfixierte Menschen. V: Alleinsein, nachts, nach Mitternacht. B: Wärme, kalte Getränke.	Arsenicum album
Furcht vor ansteckenden Krankheiten, Unglück; verwirrt, vergeßlich; fürchtet, den Verstand zu verlieren. Dickköpfig. V: Abends, geistige Anstrengung. B: Ruhe, Wärme, Geborgenheit.	Calcium carbonicum
Nervös, gereizt, müde, schreckhaft. Ständige Angst. Kann nicht in einem dunklen Raum sein. Völlig erschöpft. Rückzug. V: Morgens, Kälte. B: Nachmittags, Wärme.	Kalium carbonicum
Angst vor Versagen, besonders bei neuen Aufgaben. Spielt den Starken, herrschsüchtig. Selbstzweifel, obwohl intelligent, rasche Auffassungsgabe. V: Nachmittags, abends, Wärme. B: Frische Luft, Bewegung.	Lycopodium

Angst mit tiefer Niedergeschlagenheit; oft nach großem Kummer. Sehr ernsthaft, fürchtet, sich lächerlich zu machen. Angst in engen Räumen, in Menschenmengen mit Neigung zu Ohnmacht.
V: Vormittags, Hitze, Sonne, Trost.
B: Im Freien.

Natrium chloratum

Hohe Empfindlichkeit gegen äußere Einflüsse. Angst vorm Alleinsein, vor Gewitter, Krankheiten, Dunkelheit, Einbrechern.
V: Sinneseindrücke, Wetterwechsel.
B: Zuwendung, Ruhe, Schlaf.

Phosphorus

Allgemeine Ängstlichkeit; Angst vorm Alleinsein, Dunkelheit, Geistern, auch Zukunftsangst. Für anhängliche, scheue, launische Menschen, auch Kinder.
V: Wärme in jeder Form.
B: Im Freien, frische Luft, Bewegung.

Pulsatilla

Angst durch Überarbeitung. Alles ist zuviel, weicht Mitmenschen, auch Familie, aus; möchte aber nicht allein sein. Besonders für berufstätige Frauen und Mütter.
V: Abends.
B: Bewegung.

Sepia

Lähmende Angst vor Versagen und Verantwortung. Schnell entmutigt, macht sich klein; kann nicht mehr denken. Weinerlich, schutzbedürftig. Auch für Kinder.
V: Anstrengung, Sinneseindrücke.
B: Wärme, frische Luft.

Silicea

LAMPENFIEBER UND PRÜFUNGSANGST

Hauptursache ist mangelndes Selbstvertrauen. Ist die Angst so stark, daß Sie zum Beispiel zu Prüfungsterminen gar nicht mehr erscheinen, sollten Sie unbedingt den Rat eines erfahrenen Homöopathen einholen. **Dosis:** S. 41.

SCHLÜSSELSYMPTOME	MITTEL
Konzentrationsmangel, Gedächtnisschwäche. Abneigung gegen Arbeit; schiebt Prüfungen vor sich her. Unwiderstehlicher Drang zu Fluchen. Heißhunger.	**Anacardium**
Nervös, überreizt, muß alles in Eile erledigen. Erwartet stets das Schlimmste; lernt und arbeitet bis zum letzten Tag; oft völlig überarbeitet. Heißhunger auf Süßes. Nervöse Magenkrämpfe, Durchfall, Herzklopfen, Zittern.	**Argentum nitricum**
Leicht erschöpft, zaghaft, scheu, furchtsam. Wachsende Unruhe, ständiger Harndrang, Durchfall, Kopfschmerzen, Herzbeschwerden, Lähmungserscheinungen, Zittern. Blockade in Prüfung, wie gelähmt, kann nicht sprechen. Auch für Schauspieler, Sänger und Redner.	**Gelsemium**
Angst vor Versagen; kann nicht mehr denken. Schnell entmutigt, fühlt sich klein.	**Silicea**

EINFACHE PHOBIEN

Unter Phobien sind übersteigerte Ängste zu verstehen, die nicht mehr dem Anlaß angemessen sind. Einfache Phobien richten sich gegen einzelne Orte, Gegenstände und Tiere. Wenn der Alltag durch die Phobie schwer beeinträchtigt ist, den Rat eines Arztes und erfahrenen Homöopathen suchen. **Dosis:** S. 41.

SCHLÜSSELSYMPTOME	MITTEL
Höhenangst, Angst in engen Räumen, vor Warteschlangen, Menschenmengen, Flugangst. Plötzlicher Impuls, von Brücke oder Balkon zu springen, kommt im letzten Moment wieder zu sich. Nervös, überreizt, überarbeitet; erwartet stets das Schlimmste. B: Frische Luft, Kälte.	**Argentum nitricum**
Phobische Angst vor großen Tieren, besonders Pferden und Hunden.	**Causticum**
Phobische Ängste vor Gewitter, Krankheiten, Unfällen, Alleinsein, Dunkelheit. Hohe Empfindlichkeit gegen alle äußeren Einflüsse. V: Sinneseindrücke, Elektrosmog, Wetterwechsel. B: Zuwendung, Ruhe, Schlaf.	**Phosphorus**
Phobische Ängste vor Alleinsein am Abend und Dunkelheit, vor dem anderen Geschlecht. Für anhängliche, scheue, aber	**Pulsatilla**

launische Menschen. Auch für Kinder, die
ohne Licht nachts nicht schlafen können.
V: Wärme in jeder Form.
B: Im Freien, frische Luft, Bewegung.

Phobische Angst vor Nadeln; sucht und zählt sie auch.	**Silicea**
Phobische Angst vor spitzen Gegenständen, Nadeln und Messern.	**Spigelia**
Phobische Ängste vor engen Räumen und öffentlichen Verkehrsmitteln.	**Succinum**

PANIKATTACKEN UND AGORAPHOBIE

Panikattacken sind starke plötzliche Angstanfälle bis hin zur Todesangst, und zwar ohne direkt erkennbare Ursache – wie aus heiterem Himmel. Oft in akuten Überlastungssituationen wie Überarbeitung mit Schlafmangel und bei seelischer Erschöpfung nach belastenden Ereignissen wie Tod eines geliebten Menschen oder Trennung vom Partner bzw. der Partnerin. Wer bereits seit Monaten oder Jahren unter immer wiederkehrenden Panikattacken leidet und nur noch unter größten Anstrengungen das Haus verlassen kann (Agoraphobie), sollte umgehend ärztliche oder psychologische Hilfe suchen. Bewährt hat sich vor allem die Verhaltenstherapie. Auch hier können homöopathische Mittel den Genesungsprozeß unterstützen.
Wichtig: Die Einnahme der Mittel mit dem Arzt/Therapeuten absprechen. **Dosis:** S. 41.

SCHLÜSSELSYMPTOME	MITTEL
Hochgradige panische Angst mit Todesangst. Wildes Herzklopfen, Drehschwindel, Luftmangel, Beklemmungsgefühle, Hitzewallungen, rotes Gesicht. V: In geschlossenen Räumen, an öffentlichen Orten, in Menschenmengen, flackerndes Licht. B: Zu Hause, Begleitung durch vertraute Personen.	**Aconitum**
Angstzustände besonders in Warteschlangen, Menschenmengen, engen Räumen. Immer in Eile, nervös, überreizt. Erwartungsangst. Kann Wärme nicht ertragen. Heißhunger auf Süßes. Nervöse Magenkrämpfe, Durchfall, Herzklopfen, Zittern. V: Nach dem Essen. B: Frische Luft, Kälte, Liegen auf der linken Seite.	**Argentum nitricum**
Agoraphobie. Fühlt sich völlig zerschlagen. Oft nach Erschöpfung, auch nach körperlicher Überarbeitung und Schock. Kopfschmerz mit Schwindel, Herzstiche, Unruhe. Spricht nicht über Beschwerden; will allein sein. V: Berührung, Bewegung, Ruhe, Wein, feuchte Kälte. B: Liegen in Kopftieflage, auf weicher Unterlage.	**Arnica**

Arsenicum album

Akute Angstzustände oft mit zunehmender Intensität bis zu Todesangst. Herzklopfen, Atemnot bis zu Atemkrämpfen, Beklemmung, Unruhe, kalter Schweiß, Zittern, Magenschmerzen, Durchfall. Besonders für pedantische, leistungsfixierte Menschen.
V: Anstrengung, nachts, nach Mitternacht, Alleinsein.
B: Vertraute Umgebung und Personen.

Nux vomica

Angstzustände nach geistiger Überarbeitung und Überreizung der Sinne; ehrgeizig, cholerisch, pedantisch, hypochondrisch. Mißbrauch von Medikamenten und Stimulanzien.
V: Berufliche/finanzielle Sorgen, Licht, Geräusche, Gerüche, Kälte, im Freien.
B: Kurzer Schlaf, Ruhe, abends.

NERVÖSE UNRUHE

Geht oft einher mit anderen Beschwerden wie Niedergeschlagenheit, Ängstlichkeit, Konzentrationsstörungen, Reizbarkeit und Schlafproblemen. Daher auch unter den übrigen Stichwörtern nachschlagen, bei Kindern auch unter *Überaktivität*, S. 56.
Dosis: S. 41.

SCHLÜSSELSYMPTOME	MITTEL
Unruhige Beine und Hände, Herzklopfen, zittrig. Hände und Füßen schlafen leicht ein. Ängstlich, aufgeregt. Hitzig-frostig. V: Nachts.	**Aconitum**
Nervosität schlägt aufs Herz; heftiges Herzklopfen, Kopfschmerzen mit Schwindel und Benommenheit. Ängstlich, weinerlich. V: Abends, 3–4 Uhr morgens, Wärme, Sommer. B: Im Freien, in Gesellschaft.	**Aethusa**
Nervöser Juckreiz. Haut rot, brennend. Auch Juckreiz der Nase, innen und außen. Körperlich sehr unruhig, Bewegungskoordination gestört. V: Nikotin, Kälte, Gewitter, nach dem Essen. B: Langsame Bewegung.	**Agarius**
Extreme Überempfindlichkeit; sehr erregt, redet pausenlos. Denkt dauernd an unangenehme Dinge; weint bei Musik. Taubheit der Haut. Besonders für Kinder und sehr schlanke Menschen. V: Morgens, warme Räume, fremde Menschen.	**Ambra**
Nervöse Unruhe durch Überarbeitung oder Schock. Spricht nicht über Beschwerden; will allein sein, Furcht vor öffent-	**Arnica**

lichen Orten. Kopfschmerz mit Schwindel,
nervöse Herzstiche.
V: Berührung, Bewegung.
B: Liegen.

Extreme Überempfindlichkeit und Ungeduld; überzogene Reaktionen, streitsüchtig, schreit. Viele körperliche Symptome; kann Schmerzen nicht ertragen. Auch für Kinder. V: Abends, nachts, Berührung, Ärger, Kaffee. B: Wärme, Alleinsein.	**Chamomilla**
Quälende innere Unruhe; redet ständig, unkonzentriert. Oft nach geistiger Überarbeitung. Mißtrauisch, eifersüchtig. Kann nichts Enges ertragen. Hitzewallungen, Herzklopfen, Beklemmung. Auch für Frauen in den Wechseljahren. V: Schlaf, Wärme in jeder Form. B: Menstruation, nach Schweißausbruch.	**Lachesis**
Nervöse Unruhe vor und bei Gewitter, Hitze, Musik. Sorge um die Zukunft.	**Natrium carbonicum**
Hochgradige körperliche Unruhe, kann nicht ruhig sitzen. Nervöse Hautausschläge; Gelenke und Bänder schmerzen. Kopfschmerz mit Schwindel beim Aufstehen. B: Bewegung, Gehen.	**Rhus toxicodendron**

Nervöses Muskelzucken, unruhige Füße vor und während der Menstruation oder den Wechseljahren. Rückenschmerzen. Friert vor Schwäche.
V: Abends, nachts, Berührung, Schreck.
B: Bewegung.

Zincum metallicum

ÜBERAKTIVITÄT

Häufig schon ein Problem von Kindern im Kindergarten- und Grundschulalter. Immer die geistig-seelische Grundverfassung und die Lebensumstände einschließlich Ernährung berücksichtigen. Auch nach schweren Infektionen, besonders Kinderkrankheiten, die mit Antibiotika behandelt wurden. Bei ständiger starker Überaktivität mit Störung der Grob- und Feinmotorik und erhöhter Aggressivität stets den Rat eines Arztes und erfahrenen Homöopathen suchen. **Dosis:** S. 41.

SCHLÜSSELSYMPTOME	MITTEL
Körperlich/geistig völlig überdreht; immer in Bewegung, hat ständig neue Ideen; wenig Ausdauer. Fröhlich, rasche Auffassungsgabe, schnell erregt; lacht und weint gleichzeitig. Herzklopfen. V: Kaffee, Tee, Kamillentee, Aufregung, Gerüche, Lärm, nachts. B: Wärme, Liegen, Eislutschen.	**Coffea**

Sehr feine Antennen für alle Außenreize; **Phosphorus**
Reizüberflutung, will alles gleichzeitig
aufnehmen und tun. Wenig Ausdauer,
unruhig, zappelig, zerbrechlich. Liebt
Gesellschaft. Intelligent, phantasiebegabt,
hilfsbereit, mitteilsam. Bei Überreizung
starrköpfig, melancholisch, gleichgültig.
V: Geräusche, Licht, Gerüche, Berührung,
Elektrosmog, Gewitter, Wetterwechsel.
B: Nachts, kalte Nahrung, im Freien,
Schlaf.

STIMMUNGSSCHWANKUNGEN

Hilfe ist erst dann notwendig, wenn sich die Menschen mit ihrer Launenhaftigkeit selbst im Weg stehen. Siehe auch unter den Stichwörtern *Reizbarkeit*, S. 41, *Traurigkeit*, S. 43, und *Nervöse Unruhe*, S. 53. Bei plötzlichen extremen Stimmungsschwankungen, oder wenn die Beschwerden schon länger andauern, stets den Rat eines erfahrenen Homöopathen einholen. **Dosis:** S. 41.

SCHLÜSSELSYMPTOME — MITTEL

Nichts ist recht, immer unzufrieden. **Antimonium crudum**
Unfreundlich, mürrisch, niedergeschlagen,
spricht nicht; sentimental, romantisch mit
plötzlichen Verzückungen. Alles schlägt
auf den Magen.
V: Ansprache, Aufmerksamkeit,
Berührung.

Widersprüchliches Verhalten, besonders bei Überlastung und Kummer. Unpassende Lachkrämpfe, Wut gegen Unbeteiligte, Weinkrämpfe. V: Stimulanzien. B: Wärme, leichte Bewegung.	**Ignatia**
Stimmungen wie Aprilwetter. Schüchtern, zaghaft, sanft, hilfsbereit; gereizt, mißtrauisch, eifersüchtig, selbstgefällig. Weint bei kleinsten Anlässen, lacht hysterisch. In großen Krisen aber meist stark und tatkräftig. V: Ruhe, Wärme jeder Art. B: Trost, im Freien, frische Luft, Bewegung.	**Pulsatilla**

KONZENTRATIONS- UND GEDÄCHTNISSTÖRUNGEN

Oft Anzeichen für geistige Erschöpfung durch Überarbeitung. Auch nach traumatischen Ereignissen und Krankheiten.* Bei starken Beschwerden mit gleichzeitigen Verwirrtheitszuständen umgehend zum Arzt. **Dosis:** S. 41.

SCHLÜSSELSYMPTOME	MITTEL
Wortfindungsstörungen, schwer von Begriff, teilnahmslos, apathisch. Besonders nach Kummer, seelischem Schock, Überarbeitung, in der Pubertät.	**Acidum phosphoricum**

Unkonzentriert, vergeßlich, dadurch Abneigung gegen geistige Arbeit; flucht ständig, Heißhunger.	**Anacardium**
Vergeßlich, Denkschwäche. Mangel an Selbstvertrauen; Abneigung gegen Fremde. Besonders für Kinder und ältere Menschen.	**Barium carbonicum**
Kopf wie leer, aber verwirrt; unkonzentriert. Rechtsseitige Kopfbeschwerden. Besonders für Erschöpfung nach Krankheit.	**Iridium**
Allgemeine seelisch-geistige Erschöpfung. Kopf wie taub. Versagensangst, fürchtet Verschwörung. Melancholisch.	**Kalium bromatum**
Große Vergeßlichkeit durch Schwäche/Erschöpfung. Fehler beim Schreiben. Niedergeschlagen.	**Lac caninum**
Schwaches Gedächtnis, unkonzentriert unter Belastung. Fehler beim Schreiben und Buchstabieren. Kann Selbstgeschriebenes nicht mehr lesen.	**Lycopodium**
Allgemeine Antriebs- und Gedächtnisschwäche. Antwortet sehr langsam; mißtrauisch. Fürchtet, verrückt zu werden.	**Mercurius solubilis****
Vergeßlich, sehr schläfrig; bewegt sich wie im Traum. Oft nach seelischem Schock, Liebeskummer.	**Nux moschata**

Vergeßlich, unkonzentriert, gestörte Bewegungskoordination durch Erschöpfung. Wie müde geboren. Oft linksseitige Kopfschmerzen/Migräne.	**Onosmodium**
Leicht ablenkbar, sehr empfindlich für äußere Eindrücke, wenig Ausdauer.	**Phosphorus**
Verlangsamte Wahrnehmung, nachlassendes Gedächtnis. Niedergeschlagen bis apathisch. Häufig mit Anämie*.	**Plumbum acetum****
Sehr vergeßlich, schwerfälliges Denken, macht sich viele Illusionen. Extrem selbstbezogen.	**Sulfur****

SCHLAFSTÖRUNGEN

Meist die Folge von Angst, Sorgen, Kummer, Übermüdung, Überarbeitung oder Krankheit, aber auch ungewohntem Essen. Siehe daher auch unter den entsprechenden Stichwörtern

---

* Kommt eine Anämie als Ursache für die Beschwerden in Frage, umgehend die Blutwerte, vor allem die Eisenwerte, vom Arzt kontrollieren lassen. Ein Eisenmangel läßt sich nicht mit homöopathischen Mitteln allein beheben, sondern nur durch Kombination mit speziellen Eisenpräparaten.

** Mercurius, Plumbum und Sulfur sind hochwirksame Mittel mit einem sehr großen Symptomspektrum. Sie sollten daher nur von erfahrenen Laien angewendet werden; aber auch dann empfiehlt sich stets die Absprache mit dem behandelnden Homöopathen.

einschließlich *Nervöser Unruhe*, S. 53. Hier folgt nur eine kurze Zusammenfassung der Symptombilder nach Art der Schlafstörungen, Ursachen und Modalitäten.

Wichtig: Wenn die Schlafprobleme schon sehr lange andauern, Sie deswegen bereits konventionelle Schlafmittel eingenommen haben oder die folgenden Mittel keine Besserung bewirken, umgehend den Rat eines Arztes und erfahrenen Homöopathen suchen. **Dosis:** S. 41.

SCHLÜSSELSYMPTOME	MITTEL
Ängstliche Träume, Alpträume mit Beklemmungsgefühlen. Fährt hoch im Schlaf. Auch Schlaflosigkeit im Alter. Besonders bei seelischem Schock, Fieber.	**Aconitum**
Ängstliche, unruhige, konfuse Träume. Morgens müde und schläfrig. Für empfindliche Kinder und ältere Menschen. V: Warme Räume.	**Alumina**
Müde, kann aber wegen Sorgen nicht einschlafen. Muß aufstehen und umherwandern. Muskelzucken im Schlaf, Gliedmaßen kalt oder taub.	**Ambra**
Einschlafstörungen vor Prüfungen, wichtigen Terminen. Erwartet das Schlimmste. Angstträume. Morgens wie zerschlagen.	**Argentum nitricum**
Schlaflos vor Übermüdung, unruhig. Wie zerschlagen. Angstträume, erwacht zwischen 2 und 3 Uhr morgens. B: Liegen auf weicher Unterlage.	**Arnica**

Einschlafstörungen durch Sorgen, Versagensangst. Erwacht aus Angstträumen. Körperlich erschöpft, geistig überaktiv. V: Nach Mitternacht.	**Arsenicum album**
Unruhig, schreit, knirscht mit den Zähnen. Hochfahren beim Einschlafen, im Schlaf. Pulsieren der Blutgefäße stört. Besonders bei Fieber, Kopfschmerzen.	**Belladonna**
Einschlafstörungen durch Sorgen oder aufregende Bettlektüre. Erwacht aus Angstträumen.	**Bryonia**
Schläft nicht vor dem frühen Morgen. Häufiges Aufwachen durch leisestes Geräusch und immer wiederkehrende unangenehme Gedanken. Zähneknirschen, Kauen. Nachtangst bei Kindern. V: Kälte, bei Vollmond.	**Calcium carbonicum**
Müde, kann aber nicht einschlafen. Starkes Hitzegefühl, besonders nach Ärger und Kaffee. Muskelkrämpfe und Rheumaschmerzen.	**Chamomilla**
Kann nicht einschlafen trotz Übermüdung. Gähnkrämpfe. Besonders durch Schlafmangel, Nachtarbeit, Stillen.	**Cocculus**
Geistig/körperlich völlig überdreht; kann nicht einschlafen, erwacht dauernd. Hört jedes Geräusch. Besonders durch Übermüdung, Kaffee, Tee, Kamillentee.	**Coffea**

Leichter, unruhiger Schlaf vor Prüfungen, wichtigen Terminen. Kann nicht einschlafen, denkt immerzu.	**Gelsemium**
Muskelzucken beim Einschlafen, leichter Schlaf mit langen, schweren Träumen. Juckreiz der Arme, heftiges Gähnen. Nach Kummer, Sorgen.	**Ignatia**
Schlaflos durch Kummer, Sorgen, Versagensangst. Alpträume. Zähneknirschen. Schlafwandelt.	**Kalium bromatum**
Hellwach am Abend, arbeitet bis Mitternacht. Schlaflos trotz Müdigkeit. Leichter, unruhiger Schlaf. V: Wärme, morgens.	**Lachesis**
Träumt von Unfällen. Tagsüber benommen.	**Lycopodium**
Schlaflos durch Kummer und Kränkung. Zucken im Schlaf, träumt von Räubern.	**Natrium chloratum**
Gedanken kreisen um Arbeit und Beruf.	**Nux vomica**
Unruhiger, häufig unterbrochener Schlaf bei kleinen Kindern, älteren Menschen.	**Passiflora**
Häufiges Erwachen. Schläft spät ein, wacht müde auf. Sehr müde nach dem Essen; nachts hungrig.	**Phosphorus**

Hellwach am Abend, nachmittags sehr müde. Schläft schlecht ein, erwacht vor Mitternacht. Oft Hände über Kopf oder Bauch verschränkt.	**Pulsatilla**
Völlig erschöpft. Schläft spät ein, häufiges Erwachen, meint, jemand ruft: schlaflos frühmorgens.	**Sepia**
Spätes Einschlafen; erwacht vor Mitternacht, dann schlaflos. Starker Kopfschweiß. Schlafwandelt.	**Silicea**
Leichter, dösender Schlaf mit häufigem Erwachen wie eine Katze. Spricht im Schlaf, braucht viele Kopfkissen. Streckt Füße unter der Decke hervor.	**Sulfur**
Nervöse Schlafstörungen mit Muskelkrämpfen und Juckreiz der Haut, schlimmer beim Erwachen. Lebhafte Träume. V: Baldrian.	**Valeriana**

KAPITEL 2

Kopfschmerzen und andere Störungen des Allgemeinbefindens

Wichtige Vorbemerkung 67
Kopfschmerzen durch Überarbeitung und Erschöpfung 69
Nervöse Kopfschmerzen 72
Kopfschmerzen durch Muskelverspannungen 74
Kater-Kopfschmerzen 76
Neuralgische Kopf- und Gesichtsschmerzen 77
Migräne 79
Wetterfühligkeit 82
Müdigkeit, Abgeschlagenheit und Erschöpfung 84

WICHTIGE VORBEMERKUNG

Kopfschmerzen und andere Störungen des Allgemeinbefindens, wie Abgeschlagenheit und Müdigkeit, aber auch ausgeprägte Wetterfühligkeit, sind immer ein Anzeichen dafür, daß das körperliche und seelisch-geistige Gleichgewicht aus den Fugen geraten ist. Die Ursachen dafür sind sehr vielfältig, meist greifen mehrere Faktoren ineinander. Und oft hängen sie eng mit unseren Arbeits- und Lebensgewohnheiten zusammen, deren ungesunde Folgen wir nur ungern sehen und uns eingestehen mögen. Dazu gehören auch unsere Ernährung und die Ansprüche an die eigene Leistungsfähigkeit. Die homöopathische Behandlung akuter Beschwerden zielt darauf ab, das geistig-seelische und das körperliche Gleichgewicht – bei Kopfbeschwerden vor allem die Regulation der Blutgefäße im Kopfbereich – wiederherzustellen und damit die schmerzhaften und unangenehmen Symptome zum Verschwinden zu bringen. Homöopathische Mittel können freilich die Folgen einer ungesunden Lebensweise und ständiger Selbstüberforderung nicht dauerhaft ausgleichen. Menschen, die ihre Abwehr- und Selbstheilungskräfte permanent überstrapazieren, müssen nicht nur damit rechnen, daß die «Alarmsignale Kopfschmerz und Unwohlsein» ständig schrillen, sondern daß langfristig schwere, nicht mehr behebbare Organschäden entstehen werden. Wer häufig oder sogar dauernd unter Kopfschmerzen und anderen Störungen des Allgemeinbefindens leidet, sollte sich unbedingt an einen erfahrenen Homöopathen wenden.

In diesem Kapitel werden wir uns nur mit den akuten Kopfschmerzen und Störungen des Allgemeinbefindens befassen, denen nicht behandlungsbedürftige Erkrankungen zugrunde liegen, wie etwa Bluthochdruck, Stoffwechselstörungen, Verletzungsfolgen oder eine akute Infektion. Da die Liste der bei Kopfschmerz wirksamen Mittel sehr lang ist, haben wir die Kopfschmerzen nach ihren Auslösern unterteilt. Überschneidungen sind durchaus möglich. So können Mittel, die nur unter dem Stichwort Migräne aufgeführt sind, bei Übereinstimmung der Symptombilder beispielsweise auch bei «einfachen» nervösen Kopfschmerzen helfen und umgekehrt. Auch die Darstellung des Symptombilds muß sich aus Platzgründen weitgehend auf Art und Lokalisation sowie die Modalitäten der Schmerzen beschränken. Daher müssen Sie, bevor Sie sich endgültig für ein Mittel entscheiden, unbedingt Beschwerden und Verfassung vor allem mit dem geistig-seelischen Symptombild des Mittels in Teil III abgleichen. Stimmen die Symptombilder nicht überein, sollten Sie ein anderes Mittel wählen.

Wann zum Arzt?

In den folgenden akuten Fällen müssen Sie unverzüglich ärztliche Hilfe suchen:
- Starke Kopfschmerzen mit hohem Fieber, Übelkeit, Erbrechen, steifem Nacken. **Achtung:** Bei Kindern auch im Verlauf von Kinderkrankheiten wie Masern, Mumps und Scharlach
- Starke, plötzlich auftretende Kopfschmerzen mit Lähmungserscheinungen, Sehstörungen und Bewußtseinstrübung (Notarzt)
- Plötzlich auftretende Kopfschmerzen nach Einnahme von Arzneimitteln
- Nach (Kopf-)Verletzungen

Wenn Sie wegen Ihrer Schmerzen schon länger konventionelle Schmerzmittel einnehmen, sollten Sie unbedingt einen erfahrenen Homöopathen aufsuchen. Durch die Schmerzmitteleinnahme kann das ursprüngliche Symptommuster völlig überdeckt und verschoben sein, so daß unter Umständen eine langwierige, mehrstufige Behandlung notwendig wird, um mit homöopathischen Mitteln Linderung zu erreichen. Das gilt besonders für Patienten, die unter neuralgischen Kopf- und Gesichtsschmerzen oder Migräne leiden.

KOPFSCHMERZEN DURCH ÜBERARBEITUNG UND ERSCHÖPFUNG

Akute Kopfschmerzen, meist hervorgerufen durch geistige und körperliche Überlastung/Überarbeitung, Überanstrengung der Augen, Arbeit unter Zeitdruck etc. Meist verbunden mit ausgeprägtem Schlafmangel.
Wichtig: Wenn Sie häufig an dieser Art Kopfschmerz leiden: Arbeitspensum reduzieren/umverteilen, regelmäßige Pausen, ausreichend Schlaf.

SCHLÜSSELSYMPTOME

Drückende Schmerzen wie von einem Gewicht an Hinterkopf bis Scheitel; Schwindel beim Aufstehen. Besonders durch seelische, auch geistige Überforderung. Völlig apathisch. Oft in der Pubertät.
V: Morgens, Bewegung, Sprechen, Licht, kaltes Wetter, warme Räume.
B: Bettruhe, Wärme (Kompresse), frische Luft, saftige Kost, Zuspruch.

MITTEL

Acidum phosphoricum

Völlige geistige Erschöpfung durch Überarbeitung. Berstende Schmerzen, die oft im Nacken beginnen. Jede Anstrengung ist zuviel. Tagsüber müde, nachts schlaflos oder unternehmungslustig. Auch für Schulkinder. V: Morgens, warme Räume. B: Kühle, frische Luft, Ruhe, Liegen.	**Acidum picrinicum**
Pressender Schmerz wie von einem Pflock; Gefühl, ein Band um den Kopf zu haben, nach geistiger Anstrengung. Unkonzentriert, vergeßlich. Schwindel. Sehr reizbar, argwöhnisch. B: Essen.	**Anacardium**
Hartnäckiger «Schulkopfschmerz» bei Kindern auf Schädeldecke. Überforderung, Schlafmangel. V: Frische Luft, Wetterwechsel. B: Essen, Mittagsschlaf, Liegen.	**Calcium phosphoricum**
Hämmernder, pulsierender Schmerz in den Schläfen. Empfindliche Kopfhaut. Körperlich erschöpft, geistig rege, aber unkonzentriert; oft durch Anämie*. V: Berührung, Lärm, Aufregung, Kälte, Zugluft. B: Druck, sanfte Bewegung.	**China**

---

* Kommt eine Anämie als Ursache für die Beschwerden in Frage, umgehend die Blutwerte, vor allem die Eisenwerte, vom Arzt kontrollieren lassen. Ein Eisenmangel läßt sich nicht mit homöopathischen Mitteln allein beheben, sondern nur durch Kombination mit speziellen Eisenpräparaten.

Drückender, pochender Schmerz in Stirn und Nacken; Übelkeit, Schwindel, Benommenheit. Körperliche Überarbeitung und Schlafmangel durch Nachtarbeit.
V: Bewegung, Autofahren, Essen, Aufregung.
B: Liegen, kurzer Schlaf.

Cocculus

Stechender, hämmernder, pulsierender Schmerz, auch im Hinterkopf; bei Schmerz gerötetes Gesicht und kalte Füße. Haarwurzeln schmerzen, trägt Haare offen. Oft durch Anämie*.
V: Nach jeder Anstrengung, auch geistig.
B: Langsames Umhergehen, nach dem Aufstehen, Liegen.

Ferrum metallicum

Streßkopfschmerz durch geistige Überarbeitung; zuviel Nikotin, Kaffee, Alkohol; Zeitdruck, Ärger, Erkältung. Cholerisch, pedantisch, überempfindlich.
V: Morgens, Zugluft, Kälte, Sonne, Geräusche, Licht.
B: Warme Räume, Liegen, kurzer Schlaf.

Nux vomica

Dumpfe Schmerzen vom Nacken bis zur Stirn. Ängstlich verzagt, fühlt sich klein und überfordert, auch für Kinder.
V: Bewegung, Lärm.
B: Warm einhüllen, Druck.

Silicea

NERVÖSE KOPFSCHMERZEN

Häufig ausgelöst durch (unterdrückten) Ärger, Zorn, Wut, Gefühle der Frustration, Lampenfieber, auch durch Zeitdruck, Lärm und allgemeine Reizüberflutung. Wer häufig unter nervösen Kopfschmerzen leidet, sollte versuchen, sich mehr Zeit für sich selbst zu nehmen.
Wichtig: Nikotin, Kaffee, Tee, Alkohol und Fernsehen (!) meiden.

SCHLÜSSELSYMPTOME	MITTEL
Bohrender Schmerz tief im Kopf, oft auch in der linken oder rechten Stirn. Übelkeit mit Erbrechen; Schwindel; friert leicht. Sehr impulsiv, aber auch ängstlich. V: Schlafmangel, geistige Anstrengung, Aufregung, Lampenfieber. B: Druck, Kälte (Kompresse).	**Argentum nitricum**
Heftiger Stirnkopfschmerz wandert über Hinterkopf bis zu Nacken und Schultern. Nervöse Erschöpfung; alles ist zuviel; mürrisch, will nur noch seine Ruhe haben. V: Morgens, Bewegung jeder Art. B: Ruhe, Stille, Druck.	**Bryonia**
Hämmernder Schmerz, oft einseitig mit einseitiger Rötung des Gesichts. Überempfindlich, überschießende Reaktionen, ungeduldig und wütend. V: Schlafmangel, Kaffee, Ärger, Zuspruch. B: Kalte Nahrung/Getränke, Autofahren.	**Chamomilla**

Stechender, pochender Schmerz (Nagel im Kopf); Überreizung aller Sinne, auch nach freudiger Überraschung; geistig und körperlich überdreht, kann nicht einschlafen.
Coffea
V: Lärm, Licht, Bewegung.
B: Ruhe, kalte Kompressen.

Stechender, pochender Schmerz, der ständig wandert, oder wie von Nagel in der Schläfe; Erbrechen, starker Harndrang. Sehr emotional und widersprüchlich; krank vor Ärger, Kummer.
Ignatia
V: Morgens, Kaffee, Nikotin, Tabakdunst, Licht, Gespräche.
B: Liegen, Essen, Seufzen.

Streßkopfschmerz durch Zeitdruck und geistige Überarbeitung, oft mit nervösen Verdauungsbeschwerden. Cholerisch, pedantisch, überempfindlich.
Nux vomica
V: Morgens, Kälte, Sonne.
B: Warme Räume, Liegen, kurzer Schlaf.

Brennender, bohrender Stirnschmerz, oft einseitig über dem Auge. Übelkeit. Sehr begeisterungsfähig, aber wenig Ausdauer, ängstlich, ärgerlich. Besonders für Schulkinder.
Phosphorus
V: Morgens, Aufregung.
B: Zuwendung, kalte Nahrung, Schlaf, kalte Luft.

Wandernde Stiche in Stirn und über den Augen, oder Kopf scheint zu bersten, oft rechts. Schwindel. Sehr sanft, aber auch launisch, unzufrieden.
V: Morgens, Wärme, geistige Anstrengung.
B: Zuwendung, frische Luft, Bewegung.

Pulsatilla D12

Heftiger, pulsierender Schmerz, einseitig in Schläfe und Auge, starke Tränenbildung. Beginn morgens, Höhepunkt mittags, Ende früher Abend. Überempfindlichkeit der Sinne, irrationale Ängste.
V: Bewegung, Geräusche.
B: Liegen.

Spigelia

Heftiger, anfallartiger Stirnschmerz; stechend, drückend. Innerlich sehr unruhig, unkonzentriert, sprunghaft. Besonders für geistig Arbeitende.
V: Ruhe, abends, Anstrengung.
B: Bewegung, Reiben.

Valeriana

KOPFSCHMERZEN DURCH MUSKELVERSPANNUNGEN

Eine häufige Ursache für Kopfschmerzen, gerade bei Menschen, die eine sitzende Tätigkeit ausüben, sind Muskelverspannungen im Schulter-Nacken-Bereich. Durch die Verspannungen wird die Blut- und damit die Sauerstoffversorgung des Kopfes beeinträchtigt, es kommt zu Schmerzen und anderen Beschwerden. Wenn Sie häufig unter dieser Art von Kopfschmerz leiden, sollten Sie Körperhaltung und Arbeitsplatz nach ergonomischen Gesichtspunkten überprüfen, aber auch überlegen, ob Sie anderweitig unter Spannung oder Druck stehen, sich etwa zuviel an Verantwortung aufladen.

SCHLÜSSELSYMPTOME	MITTEL
Schwere im Hinterkopf und Nacken nach geistiger Überarbeitung, Kummer. Berstende Schmerzen; jede Anstrengung ist zuviel. Tagsüber müde, nachts schlaflos. V: Morgens, warme Räume. B: Kühle, frische Luft, Ruhe, Liegen.	**Acidum picrinicum**
Drückender Schmerz vom Nacken bis zu den Augen; Gefühl, als ob die Schädeldecke berste. Nacken und Schultern stark verspannt. Sehr nervös. V: Geistige Arbeit, Kälte im Freien, Wechseljahre. B: Wärme.	**Cimicifuga**
Drückender, pochender Schmerz in Stirn und Nacken. Kann den Kopf nur mühsam halten. Schwindel, Übelkeit. Überarbeitung (Nachtarbeit), Überlastung und Kummer. V: Autofahren, Rückenlage, Kaffee. B: Liegen, kurzer Schlaf.	**Cocculus**
Dumpfer, drückender Schmerz vom Scheitel bis zu den Schultern. Gefühl, ein Band	**Gelsemium**

oder einen Hut um den Kopf zu haben.
Nacken wie gequetscht. Besonders bei
Lampenfieber und Prüfungsangst.
V: Morgens, Wärme.
B: Wasserlassen.

Pochender Schmerz, oft im Hinterkopf   **Nux vomica**
oder über einem Auge. Starke Schulter-
/Nackenverspannungen. Geistige Überar-
beitung, Zeitdruck, zuviel Nikotin, Kaffee,
Alkohol.
V: Morgens, Zugluft, Kälte, Sonne.
B: Warme Räume, Liegen, kurzer Schlaf.

KATER-KOPFSCHMERZEN

Typische Nachwirkungen einer durchfeierten Nacht mit über-
mäßigem Konsum von Nikotin, Alkohol und reichlichem Essen.

SCHLÜSSELSYMPTOME

MITTEL

Betäubender, dumpfer Kopfschmerz und   **Antimonium crudum**
Übelkeit nach zuviel Weingenuß, beson-
ders nach sauren Weinen und sauren
Nahrungsmitteln.
V: Morgens, Sonne, Wärme.
B: Ruhe, frische, kühle Luft.

Dröhnender Kopfschmerz, Übelkeit,   **Nux vomica**
Schwindel, Verdauungsbeschwerden.

Zuviel Nikotin, Alkohol, schweres Essen. Schlafmangel. Hauptmittel bei Katerbeschwerden.

Wie Nux vomica, aber für introvertierte, empfindliche Menschen. Besonders bei Unverträglichkeit von Gerüchen und Tabakdunst.
B: Druck, Liegen, Ruhe.

Ignatia

NEURALGISCHE KOPF- UND GESICHTSSCHMERZEN

Schmerzhafte Reizung bestimmter Nerven im Kopfbereich, besonders des Trigeminusnervs im Gesicht; meist ausgelöst durch Wind, Wetterwechsel, körperliche und seelische Anspannung, Erkrankung der Zähne, Ohren und Augen (siehe auch dort). Bisweilen ist die Ursache auch unbekannt. Oft einseitig. Jede Neuralgie vom Arzt auf mögliche organische Ursachen abklären lassen.

SCHLÜSSELSYMPTOME	MITTEL
Starker schneidender Schmerz mit Taubheit und Prickeln; oft durch kalten Wind, auch Fahrtwind/Zugluft. Schmerzhafter Gesichtsbereich gerötet und geschwollen. Sehr unruhig, ängstlich. V: Abends, nachts. B: Ruhe, Schwitzen.	**Aconitum D12**

Stechender, brennender Schmerz wie von heißer Nadel; auch Taubheit und Prickeln. Gesicht kalt, blaß. Innerlich sehr unruhig, ängstlich, pedantisch.
V: Mitternacht, Kälte.
B: Wärme (Kompresse).

Arsenicum album D12

Pochender, pulsierender, stechender Schmerz, meist einseitig; strahlt bis in Ohren oder Zähne. Schmerzhafte Gesichtshälfte gerötet und heiß, andere blaß. Allgemein überempfindlich.
V: Nachts, Aufregung, Wind, Kaffee.
B: Bewegung, Autofahren.

Chamomilla

Reißender, drückender Schmerz, meist rechts von Schläfe bis Oberkiefer; oft konzentriert über rechtem A
Tränenbildung; Stirnbereich empfindlich.
V: Frühmorgens, Bewegung, Wetterwechsel.
B: Essen.

Chelidonium

Heftige einseitige Schmerzen Unterkiefer; schießend oder Beginn morgens nach dem Fr
V: Urlaub, Wochenende, Ruł
B: Bewegung.

Iris

Krampfartiger Schmerz; kurze, blitzartige Attacken. Oft einseitig über Gesicht bis zum Nacken. Gesicht oft gerötet. Allgemeine Erschöpfung.

Magnesium phosphoricum

V: Kälte, kaltes Wasser, Essen, Berührung, Bewegung.
B: Wärme, Druck.

Pochender Schmerz zieht vom Nacken über Schädelmitte zum rechten Auge. Meist Beginn am Morgen. Periodische Wiederkehr alle sieben Tage, besonders in den Wechseljahren. Heftiges Erbrechen mit Galle.
V: Geräusche, Licht, Sonne.
B: Liegen, Schlaf, Essen.

Sanguinaria canadensis

Heftiger, pulsierender, brennender Schmerz häufig bis in Nacken und Schultern; auch im Unterkiefer oder im Auge mit starker Tränenbildung. Oft durch feuchtkalte Witterung. Beginn morgens, Höhepunkt mittags, Ende früher Abend.
V: Bewegung, Geräusche.
B: Ruhe, Liegen.

Spigelia

MIGRÄNE

Beginn mit Aura, verursacht durch plötzliche Verengung von Blutgefäßen im Kopf. Symptome: Sehstörungen, Taubheit im Kopfbereich oder in den Gliedmaßen, Benommenheit, Übelkeit, Erbrechen. Bei anschließender Weitung der Blutgefäße setzt ein starker, oft einseitiger Kopfschmerz ein, ebenfalls oft begleitet von Schwindel, Übelkeit, Erbrechen und starker Lichtempfindlichkeit. Auslöser: seelische Anspannung, Alkohol, Nikotin, Medikamente, Hormonstörungen, Kakaoprodukte, Nüsse, Käse, Zitrusfrüchte. Die Diagnose Migräne muß stets der Arzt stellen. Bei schwerer und häufiger Migräne immer zum erfahrenen Homöopathen gehen.

Wichtig: Die folgenden Mittel können den Anfall verkürzen, die Beschwerden jedoch meist nicht sofort heilen.

SCHLÜSSELSYMPTOME	MITTEL
Graue Punkte vor den Augen. Rasende Schmerzen in rechter Stirn und rechter Gesichtshälfte; kommen und gehen plötzlich. Beginn am Morgen, Höhepunkt am Mittag, besser am Abend. V: Geistige Anstrengung. Gerüche. B: Kopf fest einbinden, Ruhe.	**Argentum nitricum**
Kurzzeitige Sehschwäche, Flimmern oder dunkle Punkte vor den Augen. Halbseitige Kopfschmerzen mit Wallungen und Blutfülle oder eisige Kälte am Kopf. V: Kälte, Nässe, Anstrengung.	**Calcium carbonicum**
Flackern/Flimmern vor den Augen; Drehschwindel. Bohrender Schläfen- und Stirnschmerz, Beginn morgens. Erschöpft, reizbar, traurig. V: Menstruationsstörungen, Liegen auf schmerzhafter Seite, Rückenlage, im Freien. B: Alleinsein, Wärme.	**Cyclamen**

Verschwommene Sicht, Schielen, Doppelt- **Gelsemium**
sehen; Schwindel. Starker Schmerz vom
Nacken/Hinterkopf zum linken Auge.
Gesicht heiß, rot. Sehr erschöpft.
V: Morgens, Bewegung, feuchtes Wetter,
Föhn, Sonne, Anstrengung.
B: Erhöhte Kopflage, Wasserlassen.

Sehfeld eingeschränkt mit Schleiern. **Iris**
Pochender Schmerz vom Hinterkopf zum
Auge. Übelkeit, saures, bitteres Erbrechen
ohne Besserung. Oft am Wochenende, im
Urlaub nach geistiger Anstrengung.
V: Ruhe, kalte Luft.
B: Bewegung.

Sehstörungen mit Zickzacklinien, kurzer **Natrium chloratum**
Sehausfall. Pochender Schmerz, meist
rechts. Gesicht blaß, anämisch. Introver-
tiert, nachtragend.
V: 10 Uhr, Lärm, Bewegung, Trost.
B: Abends, Ruhe, Alleinsein, Liegen.

Sehstörungen, alles erscheint größer. **Niccolum**
Heftiger Schmerz wie von einem Nagel,
Beginn links; Druckgefühl auf Schädel-
mitte. Nervöses Zucken der Oberlippe.
Nackenwirbel knacken am Morgen.
V: Morgens bis nachmittags.
B: Abends, Reiben.

Verschwommene Sicht, oft durch Überan- **Onosmodium**
strengung der Augen. Pressender Schmerz
vom Hinterkopf bis in Schläfe und Augen-

höhle, meist links. Schwindel, gestörte Bewegungskoordination.
V: Im Dunkeln, beim Hinlegen.
B: Rückenlage, Essen, Schlaf.

WETTERFÜHLIGKEIT

Manche Menschen reagieren auf bestimmte Wetterlagen fast «allergisch». Oft bemerken sie bereits das Herannahen eines Wetterwechsels an Kopfschmerzen, rheumatischen Beschwerden, Müdigkeit, Schwäche und erhöhter Nervosität. Wetterfühligkeit ist zwar lästig und unangenehm, aber keine schwere Erkrankung. Wer jedoch unter massiven Beschwerden leidet, sollte sich an einen erfahrenen Homöopathen wenden.

SCHLÜSSELSYMPTOME	MITTEL
Kopfschmerz an Schädelnähten, empfindliche Haarwurzeln. Rheumatische Beschwerden, ehemalige Knochenbrüche schmerzen. V: Feuchtkaltes Wetter, Schneeschmelze. B: Warmes Sommerwetter.	**Calcium phosphoricum**
Bohrender, brennender, dumpfer Stirnschmerz, als habe man ein Brett vor dem Kopf. Bei plötzlichem Temperatursturz, kalten Nächten im Sommer, feuchter Kälte. B: Trockene Wärme.	**Dulcamara**

Stechende, bohrende, zerspringende Schmerzen, oft halbseitig. Durch Zugluft, kaltes, trockenes, stürmisches Wetter. B: Einsetzen von Regen, feuchte Wärme, warme Räume.	**Hepar sulfuris**
Pochender Kopfschmerz, Kopf heiß und schwer. Schwindel. Große Nervosität. Plötzlicher Beginn bei heißem Wetter und Sonnenschein, auch im Frühling. Kann Enges nicht ertragen. V: Mittagsschlaf.	**Lachesis**
Dumpfer Kopfschmerz mit Schwindel. Schon vor Wetterwechsel zu Hitze und Sonne, auch vor Gewitter. Sommerhitze verursacht große Schwäche. V: Geistige Anstrengung.	**Natrium carbonicum**
Rheumatische Beschwerden, fühlt jeden Wechsel von trocken zu feucht. Hinterkopfschmerz mit Schwindel. Besonders in feuchten Wohnräumen, bei Nebel. B: Warme, trockene Luft.	**Natrium sulfuricum**
Neuralgische Beschwerden in Schultern. Steifer Nacken. Kopfschmerz. Friert häufig, auch im Warmen. V: Feuchtkaltes Wetter, kalter Wind, Zugluft. B: Wärme.	**Nux vomica**
Rheumatische Beschwerden, auf der Haut Kribbeln und Taubheit; Ischiasschmerz.	**Rhus toxicodendron**

Schwerer Kopf oder Kopfschmerz, als habe man ein Brett vor der Stirn, mit Drehschwindel beim Aufstehen. Besonders bei plötzlichem Temperatursturz, im Herbst, Kaltwerden nach Schwitzen, durch kalten Wind.

Drückender Kopfschmerz vom Hinterkopf zur Stirn. Neuralgische Gesichts- und Zahnschmerzen. Narbenschmerzen, Ischiasbeschwerden. Antriebsschwäche. Friert ständig.
V: Bei Wechsel zu kaltem Wetter.

Silicea

MÜDIGKEIT, ABGESCHLAGENHEIT UND ERSCHÖPFUNG

Verausgabung durch einen überladenen Arbeitsalltag und außergewöhnliche Belastungen, wie etwa Schwangerschaft, Geburt und Stillzeit, Krankheit, Umzug sowie berufliche und familiäre Veränderungen. Die Batterien sind einfach leer. Man muß sein Tagespensum reduzieren, braucht Ruhe, Entspannung und eine gesunde Ernährung, um die Energiereserven wieder aufzufüllen. Neben den auf S. 69 ff. genannten Mitteln können auch die folgenden helfen.
Wichtig: Bei länger andauernden oder starken Beschwerden unbedingt zum Arzt gehen.

SCHLÜSSELSYMPTOME	MITTEL
Völlige körperliche und geistig-seelische Erschöpfung. Fühlt sich wie zerschlagen; schlaflos.	Arnica
Große körperliche Schwäche; friert ständig. Angst vor Zusammenbruch oder vor Krankheit.	Arsenicum album D12
Starke Schweißausbrüche bei leichter Anstrengung; feuchtkalte Hände und Füße; friert.	Calcium carbonicum
Nervös und gebrechlich durch geistig-seelische Erschöpfung. Menschenscheu; wortkarg; schreckhaft. Kopfschmerz mit Schwindel. Nachlassende Sehkraft. Heißhunger auf Süßes, Saures. Besonders für jüngere Menschen. V: Morgens, Kälte, Anstrengung. B: Wärme, Ruhe.	Kalium phosphoricum
Nervöse Erschöpfung durch Reizüberflutung. Plötzliche Schwäche, Schweißausbrüche, Furcht.	Phosphorus
Restlos erschöpft durch Überarbeitung; Schwindel und Schwächezustand fast wie Ohnmacht. Besonders für berufstätige Frauen und Mütter.	Sepia

KAPITEL 3

Erkältungskrankheiten

Grippaler Infekt 89
Halsentzündung 91
Mandelentzündung (Angina) 94
Kehlkopfentzündung 97
Bronchitischer Husten 99
Schnupfen 102
Nebenhöhlenentzündung 105
Heuschnupfen
(Allergischer Schnupfen) 107

GRIPPALER INFEKT

Meist jahreszeitlich auftretende Virusinfektion mit Fieber. Zu Beginn oft unspezifische Symptome wie Abgeschlagenheit, Kopf- und Gliederschmerzen, Fieber. Später vor allem typische Erkältungsbeschwerden (siehe dann dort). Die folgenden Mittel haben sich im Frühstadium des grippalen Infekts bewährt. Bei schwerem akutem Verlauf mit hohem Fieber (39 Grad C), Herz-Kreislauf-Beschwerden oder starken Kopfschmerzen mit steifem Nacken stets den Arzt aufsuchen.

Hinweis: Ein grippaler Infekt betrifft stets den gesamten Körper einschließlich des Muskelgewebes. Daher auch die typischen Gliederschmerzen. Den Infekt stets ausheilen lassen, Bettruhe einhalten. Nur so lassen sich schwerwiegende Komplikationen, wie etwa eine Herzmuskelentzündung, verhindern. Nach einem schweren Infekt empfiehlt sich eine Konstitutionsbehandlung bei einem erfahrenen Homöopathen.

SCHLÜSSELSYMPTOME	MITTEL
Stürmischer Beginn. Ursache trockener kalter Wind, oft Ostwind, auch Fahrtwind oder Schreck/Ärger. Schüttelfrost. Beginn häufig um Mitternacht. Alpträume, Todes-	**Aconitum D 12*/****

---

* Alle 30 Minuten eine Standarddosis in der angegebenen Potenz, höchstens jedoch 2 Stunden lang.
** Für erfahrene Laien auch 1 bis 2 Standarddosen C 30.

angst, große Unruhe. Haut heiß und trocken. Gesicht im Liegen gerötet, im Sitzen blaß. Großer Durst auf kaltes Wasser.

V: Abends, nachts, warme Räume, trockener Wind.

B: Nach Schweißausbruch.

Plötzlicher Beginn. Hämmernde Kopfschmerzen, jede Bewegung tut weh. Pupillen geweitet, Augen gerötet. Gesicht leuchtend- bis dunkelrot, heiß, schweißfeucht. Der ganze Körper ist fiebrig erhitzt. Füße aber oft kalt. Mundtrockenheit, aber kaum Durst. Überempfindlichkeit der Sinne oder wie betäubt.

V: Kälte, Bewegung.

B: Wärme (Bettwärme), Ruhe.

Belladonna D 6*

Langsamer Beginn. Oft körperlich rasch erschöpfte Menschen und Kinder, aber geistig klar. Dumpfe Kopfschmerzen. Gesicht abwechselnd gerötet und blaß. Neigung zu Nasenbluten und Mittelohrentzündung mit wellenförmigen, pochenden Schmerzen; Fieber eher gering; Nachtschweiß. Viel oder kaum Durst. Beschwerden werden als leicht empfunden, möchte aufstehen.

V: Am frühen Morgen.

Ferrum phosphoricum D 6 oder D 12

---

* Alle 30 Minuten eine Standarddosis in der angegebenen Potenz, höchstens jedoch 2 Stunden lang.

Beschwerden erst ein bis zwei Tage nach Verkühlung. Anfangs oft starker Schüttelfrost mit Zähneklappern, will gehalten werden; dann wechselhaftes Fieber, Höhepunkt gegen 15 Uhr. Gesicht verquollen, gerötet. Laufende Nase. Benommenheit, Kopf- und Gliederschmerzen; zu schwach zum Sprechen, will in Ruhe gelassen werden. Hände und Füße oft kalt.
V: Nachmittags, Aufregung.
B: Frische Luft, Wasserlassen, Kaffee / Tee.

Gelsemium D 12

Langsamer Beginn. Der ganze Körper wie zerschlagen, Gelenke wie verrenkt, anhaltende Rückenschmerzen. Pochende, berstende Kopfschmerzen. Gesicht rot, heiß, aber kein Schweiß. Fieberhöhepunkt am frühen Vormittag. Nachts und morgens heftiges Frösteln; besser nach Schweißausbruch. Verlangen nach kaltem Wasser. Erbrechen nach Schüttelfrost. Schmerzhafter Husten, hält sich die Brust.
V: Bewegung.

Eupatorium perfoliatum D 6

HALSENTZÜNDUNG

Allgemeine Symptome: Halsschmerzen, Schluckbeschwerden, Rötung und Schwellung der hinteren Rachenschleimhaut und der Mandeln. Bei Heiserkeit und Husten siehe *Kehlkopfentzündung*, S. 97 ff. Akute virale, seltener bakterielle Entzündung der

Rachen- und Mandelschleimhaut. Oft zusammen mit Schnupfen. Bei hohem Fieber (39 Grad C) und Eiterbildung (weiße Stippen im Rachen) sofort zum Arzt gehen.

SCHLÜSSELSYMPTOME	MITTEL
Plötzlicher Beginn. Ursache trockener kalter Wind, oft Ostwind, auch Fahrtwind. Hals wie zugeschnürt, brennende Schmerzen. Durst nur auf Wasser. Rascher Fieberanstieg, Haut heiß und trocken. V: Kälte, Wind, Bewegung. B: Ruhe.	Aconitum D 12*/**
Stechende Halsschmerzen wie von einem Splitter oder brennende Schmerzen. Rachenschleimhaut stark gerötet, glasig oder schleimig glänzend. Fieber über 38 Grad C. Kein Durst. V: Wärme. B: Kälte, kalte Getränke, kühle frische Luft.	Apis mellifica D 6
Starke Halsschmerzen, die brennen und klopfen. Ursache feuchtkaltes Wetter. Hals trocken, muß dauernd schlucken; Fieber, Haut heiß, rot und schweißig. Niesreiz durch Verschlucken beim Essen und Trinken. Kaum Durst.	Belladonna D 6*

* Alle 30 Minuten eine Standarddosis in der angegebenen Potenz, höchstens jedoch 2 Stunden lang.
** Für erfahrene Laien auch 1 bis 2 Standarddosen C 30.

V: Nach Mitternacht, Kälte, Sprechen.
B: Ruhe.

Plötzlicher Beginn. Ursache Verkühlung und Durchnässung, oft gegen Ende des Sommers. Starkes Kratzen im Hals. Lippen wund durch Kälte. Leichtes Fieber. Oft trockener Schnupfen. Starke Tränenbildung.
V: Kälte, Kalte Luft, Nässe.
B: Wärme.

Dulcamara D 6

Halsschmerzen von links nach rechts wandernd; strahlen bis zu den Ohren. Rachen und Mandeln bläulich-rot. Starke Berührungsempfindlichkeit, kann keine Beengung am Hals ertragen. Starke Abneigung gegen warme Räume, heiße Getränke.
V: Wärme, stickige Luft, nach Schlaf.
B: Frische Luft.

Lachesis D 12

Trockener, rauher Hals, zunehmendes Kratzen; Hals wie zugeschnürt. Schmerzen beginnen rechts, wandern nach links. Kann kaum schlucken, verlangt warme Getränke. Dunkle Augenringe, graugelbe Gesichtsfarbe. Eigenwillig, leicht erschöpft.
V: Nachmittags, Wärme (Bettwärme), kalte Getränke.
B: Warme Getränke, frische Luft.

Lycopodium D 12

Rauher Hals, zunehmendes Kratzen; **Nux vomica D 12**
Kitzeln beim Aufwachen. Neigung zu
Erkältung bei kühler Witterung. Friert
leicht, trägt fast immer etwas um den Hals.
Ärgert sich über Beschwerden, ungeduldig, unleidlich.
V: Morgens, Kälte, geistige Anstrengung.
B: Abends, Ruhe, kurzer Schlaf.

Rauher, heißer Hals; Beengungsgefühl; **Phytolacca D 6**
Schmerzen strahlen bis zu den Ohren.
Hinterer Rachen und Gaumenmandeln
dunkelrot bis bläulich; oft nur auf der
rechten Seite; Schleimbildung an Zungenwurzel, muß dauernd schlucken. Lymphdrüsen geschwollen.
V: Warme Getränke, Wärme (Bettwärme), feuchtkaltes Wetter.
B: Kalte Getränke.

MANDELENTZÜNDUNG

(Angina)

Meist bakterielle Infektion der Mandeln, vor allem der Gaumenmandeln. Verläuft in mehreren Stadien. Selbstbehandlung nur durch erfahrene Laien ratsam und auch nur im ersten akuten Stadium mit plötzlich auftretenden Beschwerden.
Achtung: Wenn die nachfolgenden Mittel nach längstens einem Tag keine Besserung bewirkt haben oder der Patient bereits hohes Fieber (39 Grad C) mit heftigen Schmerzen an den

Halsseiten und starken Schluckbeschwerden hat oder wenn sogar schon eine Vereiterung der Mandeln (Symptom: weiße Stippen auf den Mandeln, eventuell starker Mundgeruch) besteht, sofort den Arzt aufsuchen.

Hinweis: Bei einer schweren Angina mit starker Vereiterung der Mandeln ist häufig eine Behandlung mit Antibiotika notwendig, um schwerwiegende Komplikationen, wie beispielsweise eine Ausdehnung der Infektion auf die Lungen, zu verhindern. Nach Abschluß dieser Therapie empfiehlt sich eine Konstitutionsbehandlung durch den erfahrenen Homöopathen, um die Abwehrkräfte zu stabilisieren und Spätfolgen, wie etwa eine künftige Neigung zu Mandelentzündungen, zu verhindern.

SCHLÜSSELSYMPTOME	MITTEL
Stechende, brennende Halsschmerzen mit starker Schwellung der Mandeln; Gaumensegel, Mandeln und Rachen hellglasig gerötet. Sehr berührungsempfindlich, kann keine Beengung ertragen. Schüttelfrost, wenig Durst. Fieberhöhepunkt am späten Nachmittag. Wenig Urin mit dunklem Satz. V: Wärme (auch Schal), warme Getränke. B: Frische, kühle Luft.	**Apis mellifica D 6**

Wichtig: Eine Apis-Angina besonders aufmerksam beobachten und auch im ersten Stadium ärztlichen Rat einholen! Viel trinken!

SCHLÜSSELSYMPTOME	MITTEL
Hals wie zugeschwollen/zugeschnürt, kann kaum schlucken. Mandeln stark gerötet. Mundtrockenheit; Zunge trocken, glänzend, himbeerrot. Pupillen weit geöffnet, Bindehaut gerötet. Tomatenrote Haut, heiß und dampfig. Verlangen nach kalten Getränken, obwohl Schlucken sehr schmerzhaft ist; trinkt in kleinen Schlucken. V: Kalte Getränke, Kälte, Schlucken, Sprechen. B: Warme Zudecke.	**Belladonna D 6***
Stechende Schmerzen, die bis zu den Ohren strahlen. Mandeln leuchtend dunkelrot. Rechte Seite oft schlimmer. Mundtrockenheit, Zunge nur an Seiten und Spitze gerötet, schmieriger Belag an der Zungenwurzel. Gaumenbogen dunkelrot. Fieber ohne Schweiß, oft nur langsam ansteigend; Kopf heiß, Körper kalt. Fühlt sich sehr schwach, wie zerschlagen. Wunsch nach Bewegung, bringt aber keine Linderung. V: Warme Getränke, feste Nahrung, nachts. B: Kalte Getränke.	**Phytolacca D 6**

---

* Alle 30 Minuten eine Standarddosis in der angegebenen Potenz, höchstens jedoch 2 Stunden lang.

KEHLKOPFENTZÜNDUNG

Allgemeine Symptome: Kratzen im Hals, Heiserkeit und Husten. Akute virale oder bakterielle Entzündung des Kehlkopfs. Auch Reizung durch Schadstoffe in der Atemluft. Bei hohem Fieber (39 Grad C), starker Atemnot und Eiterbildung (weiße Stippen im Rachen) umgehend den Arzt aufsuchen.
Achtung: Bei Kleinkindern kann es in seltenen Fällen vor allem nachts zu Pseudokrupp-Anfällen mit Atemnot kommen. Dann sofort den Notarzt rufen.

SCHLÜSSELSYMPTOME	MITTEL
Plötzlicher Beginn mit Schüttelfrost. Ursache trockener kalter Wind, auch Fahrtwind oder Schreck. Angstgefühle und Angstträume, besonders bei Kindern. Heiße, trockene Haut, Gesicht im Liegen rot, im Sitzen blaß. Hals wie zugeschnürt; kurzer, trockener Husten. V: Kälte, Wind, Bewegung. B: Ruhe.	**Aconitum D 12*/****
Brennende Halsschmerzen. Trockener Reizhusten mit Atemnot. Völlige Heiserkeit am Morgen, besser durch Abhusten. Nasenbluten. V: Kälte, Nässe, Liegen, Schlaf. B: Wärme, Ruhe, frische Luft.	**Ammonium carbonicum D 6**

* Je nach Stärke der Beschwerden alle 15 bis 60 Minuten eine Standarddosis in der angegebenen Potenz, höchstens jedoch fünf Standarddosen.
** Für erfahrene Laien auch 1 bis 2 Standarddosen C 30.

Plötzlicher Beginn mit Heiserkeit und Halskratzen. Oft nach Überanstrengung der Stimme; Stimme bleibt kurz weg bis hin zum Stimmverlust (häufig bei Sängern, Erzieherinnen, Lehrern). V: Warme Räume. B: Warme Getränke.	**Arum triphyllum D 6**
Ursache Verkühlung. Plötzlicher heftiger Beginn mit hohem Fieber, brennenden Halsschmerzen. Heiße, schwitzende Haut; Gesicht hochrot; möchte trotz Hitze zugedeckt bleiben. Schluckbeschwerden, starker Durst auf Kaltes. Krampfartiger, trockener Husten. V: Nachts, Kälte, Sprechen. B: Ruhe.	**Belladonna D 6***
Morgendliche Heiserkeit durch trockenes, kaltes Wetter, Wind. Schleim schwer abzuhusten. Harntröpfeln beim Husten. Hals trocken mit wundem Schmerz. V: Trockenkaltes, trockenheißes Wetter. B: Abhusten, kalte Getränke.	**Causticum D 12**
Schmerzhafte Schwellung der Lymphdrüsen, stark berührungsempfindlich. Anfälle von schmerzhaftem Husten mit Atemnot. Übelriechender Mundgeruch.	**Hepar sulfuris D 4 oder D 6**

---

* Alle 30 Minuten eine Standarddosis in der angegebenen Potenz, höchstens jedoch 2 Stunden lang.

V: Kälte, in den frühen Morgenstunden.
B: Feuchte Wärme.

Brennende Schmerzen, besonders beim **Phosphorus D 12**
Schlucken und Husten. Heiserkeit. Husten
trocken, hohlklingend; manchmal blutig.
Verlangt nach kalten Getränken. Aber:
deutliche Verschlimmerung durch
äußerliche Kälte. Furcht vor Gewitter.
Hinweis: Besonders für Sänger.

Heiserkeit und Schmerzen beim **Spongia D 6**
Schlucken. Atemnot. Muß sich dauernd
räuspern. Husten kurz und trocken,
Angstgefühle. Schwellung der Lymph-
drüsen, sehr berührungsempfindlich.
V: Äußerliche Wärme, Bewegung, nachts,
nach Mitternacht.
B: Kälte, Essen, warme Getränke.

BRONCHITISCHER HUSTEN

Entwickelt sich oft aus einem Erkältungshusten (siehe *Grippaler Infekt*, S. 89, und *Kehlkopfentzündung*, S. 97). Ursachen ebenfalls virale, seltener bakterielle Infektion der Bronchien oder Reizung durch Schadstoffe in der Atemluft. Häufig chronisch. Selbstbehandlung im akuten Fall nur durch erfahrene Laien. Bei hohem Fieber (39 Grad C) umgehend zum Arzt.
Achtung: Masern, Keuchhusten, Scharlach und Windpocken können mit einer Bronchitis beginnen.

SCHLÜSSELSYMPTOME	MITTEL
Rasselnder Husten mit Erstickungsgefühl; viel zäher, weißer Schleim, schwer abzuhusten, große Erschöpfung; Atemnot. Blasses Gesicht. Übelkeit. Besonders für geschwächte Kinder und ältere Menschen. V: Nachts, im Liegen, feuchtwarme Räume.	**Antimonium tartaricum D 6**
Trockener Husten mit stechenden Brustschmerzen; hält sich den Brustkorb beim Husten; sehr bewegungsempfindlich. Durstig, trinkt große Mengen auf einmal. V: Bewegung, Sprechen, Übergang vom Kalten ins Warme. B: Ruhe.	**Bryonia D 6**
Würgender Krampfhusten nachts und beim Aufwachen; Auswurf von zähem, glasigem Schleim, zieht Fäden; Hustenreiz beim Zähneputzen. V: Berührung, Anstrengung, enge Kleidung, warme Getränke. B: Kalte Getränke, kühle Luft.	**Coccus cacti D 6**
Trockener Krampfhusten mit sehr schnell aufeinanderfolgenden Hustenstößen, besonders nachts; häufig durch herabrinnenden Nasenschleim; große Erschöpfung nach einem Hustenanfall. Sehr empfindlich gegen kalte Luft, atmet durch ein Tuch, zieht Bettdecke über den Kopf. V: Kälte. B: Warme Räume.	**Corallium rubrum D 6**

Trockener, tiefer Krampfhusten, besonders nachts; kurze heftige Anfälle mit Erstickungsgefühl und Brechreiz, dabei dunkelrotes bis bläuliches Gesicht, Anschwellen der Kopfarterien; häufiges Erbrechen. Hält sich den Brustkorb beim Husten. Neigung zu Nasenbluten.
V: Nach Mitternacht, Sprechen, Singen, Lachen, Trinken, Wärme.

Drosera D 6

Erschöpfender Krampfhusten mit Erstickungsgefühl und Schleimrasseln in den Bronchien; Schleim sehr zäh, kaum abzuhusten; pfeifender Husten; Streckkrämpfe, Erbrechen und Nasenbluten nach Hustenanfall. Dunkle Augenringe, blasses Gesicht.
V: Bewegung.
B: Kalte Getränke.

Ipecacuanha D 6

Akuter Erkältungshusten, der auf die Brust geschlagen ist. Lockerer Schleim. Harntröpfeln beim Husten. Friert leicht, verträgt aber keine Wärme.
V: Abends, nachts, feuchtwarme Witterung.
B: Morgens, frische Luft, im Freien.

Pulsatilla D 12

Kräftezehrender Reizhusten durch Kitzeln wie von einer Feder; häufig durch kalte Luft; trockener Husten beim morgendlichen Erwachen, abends beim Hinlegen und beim Essen. Harndrang nach Husten. Viel Niesen, dabei Brustschmerzen.

Rumex crispus D 6

Möchte den Kopf warm einhüllen.
V: Kalte Luft, kurz vor Mitternacht und zwischen 2 und 4 Uhr morgens.
B: Wärme.

SCHNUPFEN

Meist durch Viren hervorgerufene Entzündung der Nasenschleimhäute. Ursache ist oft eine allgemeine Schwächung der Abwehrkräfte oder Verkühlung. Auch frühes Symptom eines grippalen Infekts; bei Fieber siehe daher dort. Komplikationen durch nachfolgende bakterielle Infektionen häufig (siehe *Nebenhöhlenentzündung* und *Ohrenschmerzen* S. 105, 111).
Achtung: Kinderkrankheiten wie Masern und Scharlach beginnen oft mit einem akuten Schnupfen.

SCHLÜSSELSYMPTOME	MITTEL
Scharfer Fließschnupfen, Nase und Oberlippe wund, übelriechender Schleim, anfangs heftiger Niesreiz. Sehr unruhig und ängstlich, kann nicht stilliegen. V: Frische Luft, Kälte. B: Wärme.	**Arsenicum album D 12**
Scharfer Fließschnupfen, Nase wund; bohrt in der Nase, bis es blutet. Laufnase, trotzdem verstopft, atmet durch den Mund. V: Morgens, Wärme, Liegen.	**Arum triphyllum**

Scharfer Fließschnupfen, Nase wund, heftiger Niesreiz; schlägt auf Augen und Nebenhöhlen; reichlich Tränen, aber mild. Ursache Verkühlung, Durchnässung. V: Nässe, Kälte. B: Frische Luft, Kopf warm einhüllen.	**Cepa**
Milder, wäßriger Fließschnupfen; schlägt auf die Augen, reichlich Tränen, scharf brennend; Lidränder gerötet; später dickes, schleimiges Sekret, das die Augen verklebt. V: Licht. B: Dunkelheit, Wärme.	**Euphrasia**
Zäher gelber oder gelblichgrüner Schleim, zieht Fäden; dicke Schleimpfropfen; Krusten und Borken; Druck auf Nasenwurzel. Schlägt auf Nebenhöhlen. V: Frühmorgens ab 3 Uhr, Kälte. B: Feuchte Wärme (Dampf), warmes Wetter, frische Luft.	**Kalium bichromicum D 12**
Fließschnupfen, aber kaum Niesreiz. Kopfschmerzen, Abgeschlagenheit, Müdigkeit. B: Frische Luft. **Hinweis:** Besonders für unspezifisches Anfangsstadium von Schnupfen. Bei verstopfter Nase D 6.	**Luffa operculata D 12**
Milder, wäßriger Fließschnupfen, besonders tagsüber; abends, nachts Verstopfung und Trockenheit; Nasenbluten. Heftiger	**Nux vomica D 12**

Niesreiz durch kalte Luft. Nase kribbelt und juckt; Ursache oft Zugluft.
V: Abends, warme Räume.
B: Milde, frische Luft.

Dicker gelber oder gelblichgrüner Schleim, aber mild. Oft Beginn auf der rechten Seite. Häufiger Wechsel zwischen Laufnase und Verstopfung in Räumen und im Freien. Schlechte Laune, nörgelt, weinerlich, unruhig.
B: Trost, frische Luft.   **Pulsatilla D 12**

Starker wäßriger Fließschnupfen, später dick. Heftiger Niesreiz; Seiten abwechselnd verstopft; Nase und Augen brennen; Stirnkopfschmerzen, Druck auf Nasenwurzel.
V: Kalte Luft, im Freien, Blumenduft.
B: Warme Luft, warme Getränke.   **Sabadilla**

Trockener Schnupfen mit Juckreiz, kommt nur langsam heraus; kann nichts mehr riechen; harte Krusten, die beim Ablösen bluten. Schlägt leicht auf Nebenhöhlen, drückender Kopfschmerz; dann dicker Schleim.
V: Kälte. Liegen.
B: Wärme, besonders am Kopf, Bewegung in frischer Luft.   **Silicea D 12**

NEBENHÖHLENENTZÜNDUNG

Bakterielle oder virale Infektion der Nebenhöhlen. Sie liegen neben der Nase in den Wangenknochen (Kieferhöhlen) sowie oberhalb der Nasenmuschel in den Stirnknochen (Stirnhöhlen) und an den Schläfen (Keilbeinhöhlen). Oft die Folge eines *Erkältungsschnupfens* (siehe S. 102). Auch chronisch. Bei schwerem akutem Verlauf mit starken Schmerzen, starker Verschleimung, hohem Fieber (39 Grad C) und Schwindel stets umgehend einen Arzt aufsuchen.

SCHLÜSSELSYMPTOME	MITTEL
Rascher Beginn mit pochenden Schmerzen im Bereich der Stirn- oder Kieferhöhlen; stark erschütterungsempfindlich, sogar Sprechen ist schon zuviel; Gesicht fiebrig erhitzt, leuchtend- bis dunkelrot, neigt zum Schwitzen. V: Nachts, Kälte.	**Belladonna D 6***
Stirnhöhlenentzündung mit heftigem Stirnkopfschmerz und Druck auf Nasenwurzel; zäher, übelriechender Schleim tropft in den Rachen; übler Geschmack im Mund, möchte dauernd ausspülen, Trockenheit in Mund und Rachen. V: Nachts, Nässe, Wärme (Bettwärme). B: Frische Luft, Ruhe, Kälte.	**Cinnabaris D 12**

---

* Alle 30 Minuten eine Standarddosis in der angegebenen Potenz, höchstens jedoch 2 Stunden lang.

Ausgedehnte Nebenhöhlenentzündung mit rasch einsetzendem Husten. Stechende, tiefsitzende Stirnkopfschmerzen über den Augen. Reichlich Schleim, der in den Rachen tropft, verursacht trockenen Krampfhusten, vor allem nachts. Sehr empfindlich gegen kalte Luft, atmet durch ein Tuch, zieht Bettdecke über den Kopf.
V: Kälte, im Freien.
B: Warme Räume.

Corallium rubrum D 6

Nach Erkältung durch Zugluft. Gelblichgrüner Nasenschleim, erst flüssig, dann dick und übelriechend; Naseneingänge wund, später Schorfborken. Schmerzen in Stirn und Kiefer wie von einem Splitter.
V: Nachts, morgens, trockenkalte Witterung, kalter Luftzug.
B: Feuchte Wärme (Dampf), Einhüllen des Kopfes.

Hepar sulfuris D 4 oder D 6

Nach Erkältung mit scharfem Fließschnupfen; einseitige Kopfschmerzen auf der befallenen Seite; zäher, fadenziehender gelblicher Schleim tropft in den Rachen; Kopfhaut und Nackenmuskulatur schmerzhaft.
V: Nachts, Wärme, Bewegung.
B: Frische Luft.

Hydrastis D 6

Rascher Übergang von dünnflüssigem Schnupfen mit Trockenheitsgefühl und Druckschmerz an der Nasenwurzel zu

Kalium bichromicum D 12

zähem, glitschigem Schleim; zieht Fäden, bildet schwer ablösbare Krusten und Borken. Punktförmige Schmerzen strahlen in die Stirn aus.
V: Druck, Kälte.
B: Feuchte Wärme (Dampf), warmes Wetter.

Schmerzhafte ein- oder beidseitige Stirnhöhlenentzündung mit starken Schmerzen über Auge(n) und Nasenwurzel; anfangs ätzender, wäßriger Nasenschleim, reichlich und warm, später ist die Nase verstopft; starker Niesreiz mit Tränenfluß, geschwollene Augenlider.	**Kalium jodatum D 12**
Nebenhöhlenentzündung, tagsüber mit migräneartigen Schmerzen, wäßriger Schleim oder blockierte Nasenatmung. Großer Durst.	**Natrium chloratum D 12**

HEUSCHNUPFEN
(Allergischer Schnupfen)

Allergische Reaktion der Nasenschleimhäute auf Blütenstaub (Pollen) und andere Reizstoffe wie Tierhaare und Hausstaub. Oft Jahreszeitenabhängig. Häufig Ausdehnung der Beschwerden auf Augen, Rachen und Bronchien. Am erfolgreichsten ist die Konstitutionsbehandlung durch einen erfahrenen Arzt.
Wichtig: Keine Eigenbehandlung, wenn Sie sich gerade einer Konstitutionsbehandlung unterziehen, sondern gehen Sie zum

Arzt. Auch bei allergischem Asthma stets einen Arzt aufsuchen. Außer den unter Schnupfen genannten Mitteln Arsenicum album, Arum triphyllum, Cepa, Euphrasia, Nux vomica und Sabadilla haben sich bei der Behandlung des allergischen Schnupfens in seiner akuten Phase folgende Mittel bewährt:

SCHLÜSSELSYMPTOME	MITTEL
Heuschnupfen im Frühjahr. Fließschnupfen mit wunden Naseneingängen. Nieskrämpfe, Verstopfung. Neigung zu nächtlichem Asthma. V: Nasses, kaltes, schwüles Wetter, abends, nachts, Mitternacht.	Aralia racemosa
Starker, brennender Fließschnupfen, scharf, wäßrig. Naseneingänge und Oberlippe wie verätzt. Nase kitzelt; heftiger Niesreiz. V: Warme Räume, sehr kalte Luft.	Arsenicum jodatum D 12
Starker Fließschnupfen, wäßrig, scharf, heiß oder dick eitrig. Nasenspitze gerötet; starker Niesreiz. Augen brennen, starke Tränenbildung. V: Warme Räume. B: Frische Luft, im Freien.	Kalium jodatum D 12
Scharfer Fließschnupfen, Nase ist wund und brennt; starker Niesreiz; Druck auf Nasenwurzel; kann nichts mehr riechen. Augen und Rachen brennen und sind wund. V: Manche Düfte.	Sanguinara canadensis

KAPITEL 4

Ohren, Augen, Mund und Zähne

Ohrenschmerzen 111
Überanstrengung der Augen 114
Gerstenkörner 115
Bindehaut- und Lidentzündung 116
Augenverletzungen 118
Zahnfleischentzündung 119
Akute Zahnschmerzen 120
Beschwerden beim Zahnen 122
Schmerzen nach Zahnbehandlung 123
Empfindliche Zähne 124
Zahnverlust (Karies) 126

OHRENSCHMERZEN

Die Ursachen reichen von einer leichten Reizung durch kalten Wind bis hin zu einer schweren bakteriellen Infektion des Mittelohrs mit eitrigem Ausfluß *(Otitis media)*, oft im Zuge eines *grippalen Infekts* oder nach Kinderkrankheiten wie *Scharlach* und *Masern* (siehe auch dort). Auch Zahnschmerzen, bei Kindern vor allem beim Zahnen, können auf die Ohren ausstrahlen. **Ohrenschmerzen sollten nur im Anfangsstadium und auch nur von erfahrenen Laien behandelt werden.** Tritt nach 24 Stunden keine Besserung ein, zum Arzt gehen. Bei schnell ansteigendem Fieber, hohen Temperaturen (39 Grad C), starken Schmerzen, Ausfluß oder Verlust des Gehörs, sofort den Arzt aufsuchen.

Wichtig: Einige Mittel, die sich bei der Selbstbehandlung von Erkältungsbeschwerden und grippalem Infekt bewährt haben, dürfen bei Ohrenschmerzen nur vom erfahrenen Homöopathen verordnet werden. Das gilt besonders für niedrige Potenzen bis D 4 von Pulsatilla, Hepar sulfuris, Sulfur und Lycopodium.

SCHLÜSSELSYMPTOME	MITTEL
Sehr heftiger Beginn, häufig gegen Mitternacht. Ursache trockener, kalter Wind, oft	Aconitum D 12*/**

* Alle 30 Minuten eine Standarddosis in der angegebenen Potenz, höchstens jedoch 2 Stunden lang.
** Für erfahrene Laien auch 1 bis 2 Standarddosen C 30.

Ostwind, auch Fahrtwind. Besonders Kinder wimmern oder schreien vor Schmerzen; sehr ängstlich und unruhig. Starke Geräuschempfindlichkeit; Gefühl wie von einem Tropfen Wasser im Ohr. Äußeres Ohr heiß und rot. Schüttelfrost, rascher Fieberanstieg, Haut heiß und trocken. Viel Durst.
V: Mitternacht, kalter Wind, warme Räume, Bewegung.
B: Ruhe.

Plötzlicher Beginn. Pochende, hämmernde oder pulsierende Ohrenschmerzen. Schmerzen wellenartig. Fieber, Haut heiß, rot und schweißig.
V: Kälte, Erschütterung (auch durch Sprechen).
B: Ruhe, Kopf hoch lagern.

Belladonna D 6*

Heftige, wellenartige stechende Schmerzen, Ohren wie verstopft, wund. Klingelgeräusche im Ohr. Wange auf kranker Seite gerötet. Besonders für Kinder, auch beim Zahnen. Sehr launisch und überempfindlich; Kinder werfen wütend ihr Spielzeug herum. Wollen ständig getragen werden.
V: Vor Mitternacht, Wärme.
B: Zuwendung, nach Schweißausbruch, kalte Getränke.

Chamomilla D 12

---

* Alle 30 Minuten eine Standarddosis in der angegebenen Potenz, höchstens jedoch 2 Stunden lang.

Plötzlicher Beginn, stechende Schmerzen, **Dulcamara**
auch Summen im Ohr. Ursache Verküh-
lung, naßkaltes Wetter, Wetterwechsel;
oft im Herbst. Neigung zu Erkältungen.
Leichtes Fieber.
V: Nachts, Kälte, Nässe.
B: Wärme.

Allmählicher Beginn, pochende oder **Ferrum**
pulsierende Schmerzen. Ursache häufig **phosphoricum D 12**
grippaler Infekt. Fieber langsam
ansteigend; Gesichtsfarbe wechselnd rot
und blaß.
V: Abends, nachts.
B: Kalte Umschläge, langsame Bewegung.

Äußeres Ohr gerötet und geschwollen. **Pulsatilla D 12**
Schmerzen zu Beginn eher leicht. Hört
schlecht; Gefühl, als sei das Ohr verstopft.
Kein Durst.
V: Nachts.
B: Zuwendung, kalte Umschläge.

Bei häufig wiederkehrenden Mittelohrentzündungen empfiehlt sich unbedingt eine Konstitutionsbehandlung durch einen erfahrenen Homöopathen.

ÜBERANSTRENGUNG DER AUGEN

Hauptsymptome sind vermehrte Tränenbildung, Juckreiz, Brennen sowie eine vorübergehende Beeinträchtigung der Sehkraft, besonders abends. Typische Ursachen: Arbeiten am Bildschirm und bei schlechtem Licht, zu wenig Schlaf. Achten Sie auf eine ergonomische Einrichtung Ihres Bildschirmarbeitsplatzes, auf regelmäßige Pausen und genügend Licht – mit zunehmendem Alter braucht der Mensch mehr Licht.
Achtung: Die folgenden Mittel stets über den Mund einnehmen. **Niemals Tropfen oder unverdünnte Tinkturen in die Augen geben – Verätzungsgefahr!**

SCHLÜSSELSYMPTOME	MITTEL
Brennende Schmerzen, starke Tränenbildung; muß dauernd blinzeln; Buchstaben verschwimmen. Dumpfe Kopfschmerzen. Ursache Übermüdung oder Erkältung. V: Licht, Wind. B: Dunkelheit, Schlaf, Ruhe, Wärme.	**Euphrasia**
Augen gerötet und heiß; Druckschmerz in der Augenhöhle. Kopfschmerzen. Umstellung von Nah- auf Fernsicht fällt schwer; zeitweise Nachlassen der Sehkraft. Hauptmittel bei Überanstrengung durch Arbeiten im Nahbereich (Lesen, Näharbeiten, Bildschirmarbeit), aber auch zuviel Fernsehen.	**Ruta graveolens**

Ein plötzliches Nachlassen der Sehkraft kann auch auf einen allgemeinen Erschöpfungszustand infolge Überarbeitung, Anämie, schwerer Erkrankungen sowie Schwangerschaft und Geburt zurückzuführen sein. Suchen Sie den Rat eines erfahrenen Arztes und Homöopathen.

GERSTENKÖRNER

Infektion der Schweißdrüsen am Lidrand oder an der Lidinnenseite mit eitererregenden Bakterien. Oft in Zusammenhang mit *Bindehaut- oder Lidentzündung*, S. 116. Gerstenkörner können beängstigend groß werden, sind meist aber harmlos. Bei Schmerzen, oder wenn trotz Selbstbehandlung nach vier, fünf Tagen keine Besserung eingetreten ist, einen Arzt aufsuchen

SCHLÜSSELSYMPTOME	MITTEL
Haut der Lider trocken, rot, geschwollen oder rissig. Kann kein künstliches Licht vertragen. Besonders für unruhige, unentschlossene und cholerische Menschen.	Graphites
Lidränder sind verklebt, jucken, brennen. Lichtscheu. Lidkrämpfe. Dicker, wundmachender Schleim. Besonders bei aufgestautem Ärger und Frustrationen.	Staphysagria
Häufig wiederkehrende Gerstenkörner, besonders am Oberlid; dicker, gelblicher Eiter.	**Pulsatilla D 12**

BINDEHAUT- UND LIDENTZÜNDUNG

Infektion der Bindehaut und Lidränder, oft auch im Zuge einer allgemeinen Erkältung oder eines *grippalen Infekts*, S. 89. Tritt nach zwei bis drei Tagen keine Besserung ein, den Arzt aufsuchen. Bei hohem Fieber (39 Grad C) oder starker Eiterbildung sofort zum Arzt.

Achtung: Die folgenden Mittel stets oral einnehmen, niemals Tinkturen oder unverdünnte Tropfen in die Augen geben – Verätzungsgefahr! Augentropfen nur vom Arzt verordnen lassen. Augenentzündungen sind hochinfektiös; Hände waschen vor dem Berühren der Augen, Handtücher und Waschlappen nur einmal benutzen (am besten Einmaltücher verwenden), Bettwäsche täglich wechseln.

SCHLÜSSELSYMPTOME	MITTEL
Augen heiß, trocken und gerötet; heftige brennende Schmerzen, die stürmisch einsetzen. Gefühl, als ob ein Sandkorn ins Auge geflogen sei; Augenlider geschwollen. Ursache oft trockener kalter Wind (Ostwind), auch Fahrtwind und Zugluft. Besonders für Anfangsstadium. V: Berührung, Bewegung. B: Ruhe	**Aconitum D 12***
Bindehaut hellrot, heiße Tränen; stechende, brennende Schmerzen, als seien	**Apis mellifica**

---

* Alle 30 Minuten eine Standarddosis in der angegebenen Potenz, höchstens jedoch 2 Stunden lang; für erfahrene Laien auch 1 bis 2 Standarddosen C 30.

die Augen voller Sand; Augenlider
geschwollen und glasig.
V: Wärme (Kompresse).
B: Kälte (Kompresse)

Plötzlicher Beginn. Bindehaut rot, trocken, **Belladonna D 6***
glänzend; brennende oder stechende
Schmerzen. Starke Lichtempfindlichkeit.
Hämmernde oder pulsierende Kopfschmerzen. Häufige Ursache: Arbeiten bei starkem künstlichem, gleißendem Licht, auch
Schneeblindheit, grippaler Infekt. Sehr
unruhig, alle Sinne überreizt oder wie
betäubt. Besonders für Anfangsstadium:
V: Licht, Bewegung.
B: Dunkelheit, Ruhe.

Bindehaut und Lider entzündet, gerötet **Cepa**
oder wäßrig; starke Tränenbildung;
brennende Schmerzen, Tränen, aber mild.
Oft bei scharfem Fließschnupfen. Kopfschmerzen in warmen Räumen.
V: Wärme (auch Kompressen).
B: Kühle, frische Luft, im Freien.

Bindehaut und Lider gerötet, brennende **Euphrasia**
Schmerzen; starke Tränenbildung, bren-
nend und scharf; Augenlider geschwollen,
wund und verklebt; muß dauernd blin-
zeln. Dumpfe Kopfschmerzen.

---

* Alle 30 Minuten eine Standarddosis in der angegebenen Potenz, höchstens jedoch 2 Stunden lang.

V: Licht, Wärme, Wind, abends.
B: Dunkelheit, Schlaf.

Juckende oder brennende Schmerzen. Viel dicker, milder, gelber Schleim; Schleim schwimmt in reichlich Tränen; Augenlider verklebt. Neigung zu Gerstenkörnern. Ursache meist Erkältung, auch Zugluft. Launisch, weinerlich. V: Wärme. B: Frische Luft, Trost, Zuwendung.	**Pulsatilla D 12**

AUGENVERLETZUNGEN

Häufig bei Sport, Spiel und Gartenarbeiten, etwa durch einen Ball oder einen Zweig. Grundsätzlich bei allen Verletzungen in und am Auge zum Augenarzt, auch bei scheinbar ganz leichten. Nur er kann sicher beurteilen, ob das Auge wirklich unbeschädigt geblieben ist. Folgende Mittel dienen zusätzlich zur augenärztlichen Therapie der Unterstützung des Heilungsprozesses – nur zur innerlichen Anwendung!

SCHLÜSSELSYMPTOME	MITTEL
Auge kalt und blutunterlaufen. Punktförmige, stumpfe Prellung (ganz typisch: durch einen Zweig oder Ast). V: Wärme. B: Kälte (Kompresse).	**Ledum D 6**

Hauptmittel bei stumpfer Prellung durch   **Symphytum D 6**
Ball oder Schlag, schmerzhaften Blutergüssen in und am Auge (Veilchen).

Erste-Hilfe-Mittel bei Augenverletzungen, bis der Arzt erreicht ist: Alle 15 Minuten Ledum D 6 oder Symphytum D 6.

ZAHNFLEISCHENTZÜNDUNG

Entzündungen des Zahnfleisches infolge kleinerer Verletzungen (Fehlbiß, Verbrennung, Verbrühung. Auch bei grippalem Infekt und während der Schwangerschaft. Häufig Ausdehnung auf übrige Mundschleimhaut. Bei starken Beschwerden, blauroter bis bläulicher Verfärbung, hohem Fieber (39 Grad C), Geschwüren, Rissen oder Eiterbildung sofort zum (Zahn-)Arzt.

SCHLÜSSELSYMPTOME	MITTEL
Blaßrote bis hellrote, glasige Schwellung. Brennende, stechende Schmerzen. Oft Ausdehnung der Entzündung auf die gesamte Mundschleimhaut. V: Warme Getränke. B: Kalte Getränke.	**Apis mellifica**
Plötzlicher Beginn. Leuchtendrote Schwellung. Brennende, pochende Schmerzen.	**Belladonna D 6***

* Alle 30 Minuten eine Standarddosis in der angegebenen Potenz, höchstens jedoch 2 Stunden lang.

Ausgeprägtes Trockenheitsgefühl; trinkt
Kaltes in kleinen Schlucken, obwohl sich
die Schmerzen dadurch verschlimmern.
Zunge glänzt häufig himbeerrot.
V: Abends, nachts, nach dem Essen.

Dunkelrote Schwellung. Stechende **Phytolacca**
Schmerzen. Gewöhnlich fortgeschrittenes
Stadium. Wenn weiße Stippchen oder
weiße Beläge auftreten, sofort zum Arzt.

Wiederkehrende Zahnfleischentzündungen haben entweder mechanische Ursachen, etwa schlechtsitzenden Zahnersatz oder scharfe Zahnkanten, aber sie können auch durch schlechte Zahnhygiene oder eine allgemeine Schwäche der Abwehrkräfte ausgelöst werden. Daher zunächst zum Zahnarzt, anschließend empfiehlt sich eine Konstitutionsbehandlung bei einem erfahrenen Homöopathen.

AKUTE ZAHNSCHMERZEN

Plötzlich einsetzende Zahnschmerzen sind ein Hinweis auf Karies und/oder eine akute bakterielle Entzündung im Wurzelbereich der Zähne. Daher umgehend zum Zahnarzt gehen. Die folgenden Mittel dienen nur dazu, die Wartezeit erträglicher zu machen.

SCHLÜSSELSYMPTOME	MITTEL
Plötzlicher Beginn. Hämmernde, pochende oder pulsierende Schmerzen. Oft auf der rechten Seite. Kopf heiß, rot; Wange gechwollen. V: Kälte, kalter Wind, abends, nachts, nach Essen. B: Sitzen in halb aufrechter Position.	**Belladonna D 6***
Stechende Schmerzen, wandern von einem Zahn zum anderen. Launisch, gereizt, abweisend, will seine Ruhe haben. V: Nachts, Zähneputzen, Rauchen, Wärme (Essen, Getränke). B: Liegen oder Druck auf der schmerzhaften Seite, kaltes Wasser (Spülung).	**Bryonia**
Unerträgliche Schmerzen, möchte mit dem Kopf gegen die Wand schlagen. Oft auf der linken Seite. Wange heiß, rot, geschwollen. Zahnfleisch häufig brennend heiß. Schmerz treibt Schweiß auf die Stirn. Häufig während der Schwangerschaft. Sehr aggressiv, unruhig, ungerecht. V: Wärme in jeder Form, Kaffee, abends, nachts. B: Kälte (Eisbeutel), kalte Getränke.	**Chamomilla D 12**
Stechende, schießende Schmerzen kommen und gehen in kurzer Zeit; Schmerz-	**Coffea D 12**

---

* Alle 30 Minuten eine Standarddosis in der angegebenen Potenz, höchstens jedoch 2 Stunden lang.

anfall unerträglich; weint vor Schmerz und Erschöpfung, ängstlich und unruhig.
V: Warme Kost, abends, nachts (Bettwärme).
B: Eiskaltes Wasser (Spülung oder Eiswürfel lutschen).

Hochempfindliche, kariöse Zähne. Ziehende Schmerzen, die oft bis zu den Ohren ausstrahlen. Häufig ausgelöst durch Essen. Pulsierender Schläfenkopfschmerz. Schwellung der Wange. Zahnfleisch geschwollen, berührungsempfindlich; Neigung zu Zahnfleischbluten. Bei Frauen oft schlimmer während der Menstruation. V: Kälte, kalte Getränke, kalte Luft. B: Wärme, Druck (Aufeinanderbeißen der Zähne).	**Staphisagria**

BESCHWERDEN BEIM ZAHNEN

SCHLÜSSELSYMPTOM	MITTEL
Hauptmittel für unruhige Kinder. Sie wissen nicht, was sie wollen, unleidlich, unruhig, schreien, toben. Gestörter Schlaf. Oft mit Fieber, wundem Po. B: Herumtragen, Autofahren.	Chamomilla D 12

Hauptmittel für eher ruhige Kinder. Zahn- **Calcium carbonicum**
fleisch geschwollen. Starker Kopfschweiß.
Oft mit Durchfall verbunden. Verspätete
Zahnung.
V: Kälte, kalte Getränke.
B: Ruhe.

SCHMERZEN NACH ZAHNBEHANDLUNG

Mit der Behandlung des erkrankten Zahns sind meist die schlimmsten Schmerzen vorbei, dennoch kann der betroffene Zahnbereich noch einige Zeit Beschwerden machen. Ursache sind meist kleine Verletzungen des umgebenden Zahnfleisches, Druck auf Zahnleiste oder Kieferknochen und natürlich auch Verletzungs- und Wundschmerzen nach der Entfernung eines Zahns. Wenn die folgenden Mittel nicht dem Symptombild entsprechen oder innerhalb von sechs Stunden keine Besserung bringen, unter dem Stichwort *Empfindliche Zähne* (S. 124) nachsehen oder den Zahnarzt aufsuchen.

SCHLÜSSELSYMPTOME	MITTEL
Dumpfe oder ziehende Schmerzen nach einer Zahnbehandlung (Plombierung, Setzen einer Krone); Verletzung des Zahn-	Arnica D 12*

---

* Je nach Stärke der Beschwerden anfangs alle 30 bis 60 Minuten eine Standarddosis in der angegebenen Potenz, höchstens jedoch 5 Standarddosen.

fleisches, auch durch Zahnsteinentfernung. Nachblutung. Druckbeschwerden und wunde Stellen durch neuen Zahnersatz.

Wund- und Kieferschmerzen nach Entfernung eines Zahns. Heftiger Nervenschmerz. V: Nachts.	**Hypericum D 6***
Bohrende, stechende Schmerzen nach Plombierung; wie von einer Nadel; allgemeine Übelkeit, besonders nach örtlicher Betäubung. Sehr kälteempfindlich. B: Warme Getränke, warme Umschläge.	**Nux vomica D 12***

Arnica und Nux vomica eignen sich auch zur Vorbereitung auf einen geplanten zahnärztlichen Eingriff einschließlich Zahnsteinentfernung und Vorarbeiten für Zahnersatz (Abdrücke, Abschleifen der Zähne).

EMPFINDLICHE ZÄHNE

Neuralgische Schmerzen bei Reizung durch Wärme, Kälte, süße oder saure Nahrung, Bewegung oder Berührung. Unbedingt durch Zahnarzt abklären lassen. Bei freiliegenden Wurzelhälsen kann eine (zahnärztlich verordnete) Remineralisierung durch Spezialpräparate der Zahnhygiene helfen.

---

* Je nach Stärke der Beschwerden anfangs alle 30 bis 60 Minuten eine Standarddosis in der angegebenen Potenz, höchstens jedoch 5 Standarddosen.

SCHLÜSSELSYMPTOME	MITTEL
Sehr empfindlich gegen trockenen, kalten Wind, auch Fahrtwind. Pulsierende, unerträgliche Schmerzen. Zunge und Mund taub oder brennend heiß. Gesicht heiß und rot. Auch bei Erkältung. V: Trockener, kalter Wind, warme Räume, abends, nachts. B: Ruhe, frische Luft.	**Aconitum D 12**
Sehr kälte- und berührungsempfindlich. Schmerzen wandern von einem Zahn zum anderen. Auch nach Zahnbehandlung. V: Kälte in jeder Form, Berührung. B: Wärme in jeder Form, Druck.	**Magnesium phosphoricum**
Sehr kälteempfindlich. Bohrende oder ziehende Schmerzen. Oft bei Erkältung, auch nach geistiger Anstrengung. Hypochondrisch, launisch und herrisch. V: Kälte, Zugluft, kalte Getränke, Kaffee, morgens, nachts, nach dem Essen. B: Warme Getränke.	**Nux vomica D 12**
Sehr berührungsempfindlich; Zähne scheinen zu lang zu sein. Stechende, bohrende oder ziehende unerträgliche Schmerzen; strahlen bis zu den Ohren aus; Zahn- und Ohrenschmerzen im Wechsel. Schwellung der Wange, starker Speichelfluß. V: Berührung, frische Luft, extreme Temperaturen. B: Ruhe, Liegen, mäßig warme Räume.	**Plantago major**

ZAHNVERLUST
(Karies)

Meist die Folge von mangelhafter Zahnhygiene und schlechter Ernährung. Auch die Gabe von Antibiotika (besonders Tetrazyklinen) an Kinder unter zehn Jahren kann die Zahnsubstanz mürbe machen. Und bisweilen besteht auch eine Veranlagung zu schlechter Zahnsubstanz. Homöopathische Mittel können natürlich Karies nicht heilen, sie können aber dabei helfen, die noch gesunden Zähne vor weiterem Schaden zu schützen. Ratsam ist eine Konstitutionsbehandlung bei einem erfahrenen Homöopathen.

Dosis: Dreimal täglich Standarddosis D 6 über einen Zeitraum von maximal 3 Monaten.

SCHLÜSSELSYMPTOME	MITTEL
Karies im Klein- und Schulkindalter.	**Acidum fluoricum**
Zähne entwickeln sich nur langsam, werden aber schnell kariös.	**Calcium phosphoricum**
Karies nach zu vielen Süßigkeiten, auch Limonaden; starke Speichelbildung.	**Coccinella**
Sehr schnelle Entwicklung von Karies, Zähne sind dunkel und bröckeln ab; Zahnfleisch schwammig, blutig. Fauliger Mundgeruch, bitterer Geschmack.	**Kreosotum**
Zahnverlust im Klimakterium, besonders durch Parodontitis und Schrumpfung des Gaumens; sehr empfindliche Zahnhälse. Karies der Zahnhälse.	**Thuja**

KAPITEL 5

Haut, Nägel und Haare

Wichtige Vorbemerkung 129
Abszeß 130
Unreine Haut und Akne 131
Nesselfieber 134
Sonnenallergie 137
Warzen 138
Wunde Haut 139
Windeldermatitis 140
Haarausfall 141
Hühneraugen und Schwielen 143
Brüchige Nägel 144
Verletzungen der Nägel 146
Nägelbeißen 147

WICHTIGE VORBEMERKUNG

Beschwerden im Bereich von Haut, Haaren und Nägeln sind meistens ein Symptom für tiefergehende Störungen, vor allem des körperlichen, aber auch des seelisch-geistigen Gleichgewichts. Oft läßt sich etwa bei Hautausschlägen aus der Art der Beschwerden auf die zugrundeliegende Störung schließen: Beschwerden wie vermehrtes Wundsein der Haut (der sogenannte Wolf oder eine Windeldermatitis bei Kindern) können auf andere Störungen, etwa der Leberfunktion oder der Schweißbildung, hinweisen. Ähnliches gilt bei Haar- und Nagelproblemen, wie etwa diffusem Haarausfall oder brüchigen Nägeln. Bei der Auswahl des passenden homöopathischen Mittels muß daher auch hier der ganze Mensch gesehen werden.

Natürlich gibt es Beschwerden, die durch eine lokale Reizung entstehen, wie etwa Sonnenbrand oder Hühneraugen durch falsches Schuhwerk. Hier zielt die homöopathische Behandlung auf Linderung und Heilung der akuten Beschwerden; die Ursache für die Symptome muß der Patient jedoch selbst beseitigen. In unserem Beispiel würde das den Verzicht auf ausgedehnte Sonnenbäder bzw. zu enge Schuhe bedeuten.

Beschwerden im Bereich Haut, Haare und Nägel sollten nur dann selbst behandelt werden, wenn die Ursache geklärt ist. Dabei gilt: Wenn die Beschwerden Folge einer grundlegenden Gleichgewichtsstörung sind, empfiehlt sich nach Behandlung der akuten Symptome eine Konstitutionsbehandlung bei einem erfahrenen Homöopathen. Das gilt auch für Kontaktekzeme, etwa durch nickelhaltigen Modeschmuck.

In den folgenden Fällen müssen Sie umgehend ärztlichen Rat einholen (unter Umständen den Notarzt rufen):

- Sobald sich eine lokale Infektion auszubreiten beginnt, in die Tiefe geht, hohes Fieber (39 Grad C) oder starke Schmerzen einsetzen.
- Bei Hautausschlägen nach Arzneimitteleinnahme (z. B. Antibiotika). Werden die Ausschläge begleitet von weiteren Beschwerden wie Kopfschmerzen oder Atemnot unmittelbar oder kurz nach Einnahme von Medikamenten, sofort den Notarzt rufen.

Hinweis: Verletzungen der Haut siehe Kapitel 11

ABSZESS

Eitrige bakterielle Entzündung. Zu unterscheiden sind die Entzündung einzelner Talgdrüsen und Haarwurzeln der Haut, sogenannte Furunkel, und die großflächige Entzündung mehrerer Talgdrüsen und Haarwurzeln, sogenannte Karbunkel. **Selbstbehandlung nur für erfahrene Laien ratsam.** Karbunkel müssen immer vom Arzt behandelt werden. Bei Ausbreitung der Infektion, tiefsitzenden Entzündungen, vor allem im Kopfbereich, oder starken Schmerzen umgehend einen Arzt aufsuchen.

SCHLÜSSELSYMPTOME	MITTEL
Frühstadium vor Eiterbildung: Haut heiß, rot geschwollen, pochender Schmerz.	**Belladonna**

Eiterung hört trotz Öffnung nicht auf; dicker schleimiger Eiter; verkrustet leicht.	**Calcium sulfuricum**
Gelbgrüner Eiter, stechender, schneidender Schmerz, sehr berührungsempfindlich. V: Kälte.	**Hepar sulfuris**
Frühes Stadium der Eiterbildung	C 30*
Fast reifer Abszeß	D 4 5mal täglich Standarddosis
Zum Öffnen des reifen Furunkels	**Myristica sebifera D 6** Alle 2 Stunden 5 Tropfen Dilution
Eiterung hört trotz Öffnung nicht auf, dünner, übelriechender Eiter; Wundränder eitrig entzündet und hart. Besonders für Menschen, die ständig frieren.	**Silicea**

UNREINE HAUT UND AKNE

Vor allem in der Pubertät. Auch bei allgemeiner Abwehrschwäche, Hormonschwankungen im Zyklusablauf der Frau, bei Verdauungstörungen und durch Kosmetika.
Vorbeugung: Sorgfältige Hygiene, ballaststoffreiche, fettarme

---

* 1 bis 2 Standarddosen. Bei wiederkehrenden Abszessen jedoch keine wiederholte Anwendung der C 30, sondern unbedingt ärztlichen und homöopathischen Rat einholen.

Ernährung mit viel Rohkost, kein Zucker, wenig Fleisch; viel frische Luft und Sonne; Sport.

Dosis: 3mal täglich Standarddosis D 6 oder 1mal täglich D 12, höchstens 6 Wochen lang.

SCHLÜSSELSYMPTOME	MITTEL
Akne, knotige Eiterpusteln, auch Umgebung knotig. Bei Verdauungsstörungen mit dickem, weißem Zungenbelag.	**Antimonium crudum**
Schwere Akne, harte, bräunliche, aber schmerzlose Pusteln. Besonders für magere, unruhige Menschen. V: Im Frühling.	**Arsenicum bromatum**
Wie Arsenicum bromatum, aber für blonde, hellhäutige, füllige Menschen. B: Am Meer.	**Bromum**
Unreine Haut durch Kosmetika. Akne nach konventioneller Salbentherapie. V: Sommerliche Akne durch Baden und Schwimmen.	**Bovista**
Fettige Haut; schlaff, blaß, feuchkalt; Gesicht pastös. Nächtlicher Kopfschweiß. Besonders für hellhäutige, langsame, träge Menschen.	**Calcium carbonicum**
Akne, harte bläulich-bräunliche Knoten, auch auf Rücken und Oberkörper. Starker Juckreiz. V: Menstruation.	**Kalium bromatum**

Ölig glänzende, helle Haut, besonders am Stirnansatz und im Augenbereich. V: Sonne, am Meer.	**Natrium chloratum**
Unreine Haut, besonders durch Kosmetika an der Stirn. Auch bei Verstopfung und Abführmittelmißbrauch.	**Nux vomica D 12**
Unreine Haut durch Schweinefleisch. Auch bei verspäteter, spärlicher Menstruation. V: Menstruation, fette Nahrung.	**Pulsatilla D 12**
Gesicht öligglänzend, wie eingesalbt. Viele dunkle Mitesser. Akne. Friert leicht, verträgt aber keine Wärme. V: Menstruation.	**Selenium**
Dunkle, fleckige, gelblich-fahle Haut, dunkle Augenringe. Besonders bei verspäteter Menstruation und völliger Erschöpfung.	**Sepia**
Akne, harte Pusteln, sehr langsame Eiterbildung. Besonders für Menschen, die ständig frieren.	**Silicea**
Rauhe, trockene, rote Haut, wirkt ungepflegt und ungesund. Übersät mit Pusteln und Mitessern. Waschen ist unangenehm. V: Wärme, Wasser.	**Sulfur**
Wie Sulfur, aber besonders für Akne mit harten Eiterpusteln.	**Sulfur jodatum**

Unreine Haut nach Impfungen und durch eiweißhaltige Ernährung, besonders tierisches Eiweiß. Fettige Haut. **Thuja**

NESSELFIEBER

Hautausschlag wie nach Berührung einer Brennessel. Ursache oft Unverträglichkeit von Nahrungsmitteln, Tierhaaren und Pflanzen, Insektenstiche; auch bei akuten Magen- und Darmstörungen und nach Einnahme von Medikamenten. Bei hohem Fieber (39 Grad C) oder starker Beeinträchtigung des Allgemeinbefindens zum Arzt gehen. Bei wiederkehrenden Ausschlägen empfiehlt sich eine Konstitutionsbehandlung beim erfahrenen Homöopathen.

Wichtig: Bei Arzneimittel- und Insektenstichallergien mit Kopfschmerzen, Übelkeit und Atemnot umgehend den Notarzt rufen.

SCHLÜSSELSYMPTOME	MITTEL
Masernartiger Ausschlag bei verdorbenem Magen, besonders durch Fleisch. Übelkeit. Erbrechen bringt keine Linderung. Dicker, weißer Zungenbelag.	**Antimonium crudum**
Brennender, stechender Schmerz mit Juckreiz. Haut hellrot bis bläßlichblau. V: Berührung, Wärme, Schwitzen, Wetterwechsel. B: Kühle, Kälte.	**Apis mellifica**

| Ausschlag durch verdorbenes Eiweiß (Fleisch, Fisch). Stark brennender Schmerz; nachts unruhig. | **Arsenicum D 12** |

V: Kratzen.
B: Heiße Anwendungen, Juckreiz wird bisweilen auch durch kalte Umschläge gelindert.

| Unverträglichkeit von Milch. Knötchenbildung. | **Calcium carbonicum** |

B: Kühle Luft.

| Rote, juckende Flecken nach Verkühlung, Durchnässung. Auch vor Menstruation. Besonders bei rheumatischen Gelenkbeschwerden. **Paradoxe** Modalitäten: Bei Ausschlag und Juckreiz. | **Dulcamara** |

V: Wärme, Bewegung.
B: Kalte Luft. Bei Gelenkbeschwerden.
B: Wärme, Bewegung.

| Brennender Schmerz mit Juckreiz; Haut gerötet. Oft nach zu kalten Bädern. Besonders für sehr kälte- und nässeempfindliche Menschen mit rheumatischen und Gichtbeschwerden. | **Formica rufa** |

B: Wärme, Druck.

| Unverträglichkeit von Seefischen, Schal- und Krustentieren. Besonders für verschlossene, nachtragende Menschen. | **Natrium chloratum** |

| Unverträglichkeit von Fisch, oft auch Abneigung gegen Fisch. Allergischer | **Phosphorus** |

Ausschlag nach Einnahme von Penicillin.
Besonders für Menschen mit durchscheinender Haut.

Brennender Schmerz; Haut geschwollen, rot; Bläschen- und Knötchenbildung. Oft nach Durchnässung und Verkühlung im Frühjahr.
V: Kalte Luft, Schwitzen.
Rhus toxicodendron

Unverträglichkeit von Fisch, Knötchenbildung. Besonders für Frauen mit Menstruationsstörungen, auch in den Wechseljahren.
V: Kalte Luft.
Sepia

Kontaktallergie, Arzneimittelausschlag. Brennender Schmerz, heftiger Juckreiz; leuchtendrote Bläschen. Besonders für Menschen mit trockener, rauher, unreiner Haut, die schlecht heilt.
V: Kratzen, Bettwärme, Wasser.
Sulfur

Brennender Schmerz, heftiger Juckreiz, «Ameisenlaufen» (das Gefühl, als krabble etwas unter der Haut), prickelnde Hitze. Auch bei Unverträglichkeit von Muscheln.
V: Wärme, köperliche Anstrengung.
B: Kühle, Kälte.
Urtica urens

SONNENALLERGIE

Unverträglichkeit von Sonnenlicht. Meist Hautbläschen (Friesel) oder nesselartige Ausschläge mit und ohne Juckreiz. Nicht zu verwechseln mit *Sonnenbrand* (siehe S. 224). Nach Behandlung der akuten Beschwerden empfiehlt sich eine Konstitutionsbehandlung bei einem erfahrenen Homöopathen.

SCHLÜSSELSYMPTOME	MITTEL
Rötliche Bläschen und Pusteln. Starker Juckreiz. V: Wärme (auch Bettwärme).	**Acidum hydrofluoricum**
Friesel und knotenartige Bläschen auf leicht schweißiger Haut. Starker Juckreiz.	**Hypericum**
Nesselfieberartiger, auch herpesartiger oder grießiger Ausschlag auf trockener bis ölig-glänzender Haut. Auch vermehrte Talgdrüsenproduktion. V: Am Meer.	**Natrium chloratum**
Friesel und Bläschen auf trockener Haut. Besonders für blonde bis rötlichblonde Menschen mit heller, durchscheinender Haut.	**Phosphorus**
Nesselfieberartiger Ausschlag oder kleinknotige Bläschen (Hitzepickel), besonders an Nacken, Schultern, Armen und Beinen. Bisweilen nässend. Neigung zu hitzebedingter Ödembildung in den Beinen.	**Pulsatilla D 12**

WARZEN

Hautfarbene, gelb- bis graubraune, bisweilen hornige, flache oder gestielte Erhebungen auf der Haut. Ursache Virusinfektion. Vorbeugend Hautkontakt zu Warzenträgern vermeiden. Warzen verschwinden oft nach einigen Monaten von selbst. Wenn vorhandene Warzen plötzlich von selbst bluten, nässen, sich verfärben oder vergrößern oder wenn neue dunkle Warzen erscheinen, umgehend zum Arzt gehen, um einen Hautkrebs auszuschließen. Lösungen zum Einpinseln vom Homöopathen verordnen lassen.

SCHLÜSSELSYMPTOME	MITTEL
Breit, hart, besonders an Fingern und Fußsohlen mit Schwielenbildung.	Antimonium crudum
Hart, hornig, gezackt, oft schon sehr lange. Oft auf Fingern, Händen und Fußsohlen; bisweilen auch gestielt im Gesicht, an Nase, Augenlid. Rauhe Oberfläche sehr verletzungsanfällig, dann sehr schmerzhaft.	Causticum
Besonders für Menschen mit sehr durchscheinender Haut, auch Mädchen in der Pubertät und leicht erschöpfte Menschen.	Ferrum picrinicum
Hauptmittel für weiche, gefurchte, gelbbraune, auch gestielte Warzen an Händen, Fingern, Gesicht, Hals und Rücken.	Thuja

WUNDE HAUT

Wundsein (Wolf) in Hautfalten, etwa unter den Achseln, in den Kniebeugen, unter den Brüsten, im Gesäßbereich. Verursacht durch erhöhte Schweißbildung und Reibung, besonders bei übergewichtigen Menschen. Bei Verdacht auf Pilzinfektionen zum Arzt.

SCHLÜSSELSYMPTOME	MITTEL
Leichtes Wundsein infolge falscher Kleidung oder ungewohnter körperlicher Anstrengung.	**Calendula-Puder**
Haut hochrot, pochende Schmerzen. Besonders durch verstärkte Schweißbildung, körperliche Anstrengung oder bei fiebrigen Erkrankungen.	**Belladonna**
Starke Schweißbildung, nächtlicher Kopfschweiß. Haut feuchtkalt, schlaff und blaß. Besonders für Kinder mit verlangsamter Entwicklung und für träge Menschen.	**Calcium carbonicum**
Erhöhte Schweißbildung mit Hitzewallungen in den Wechseljahren.	**Sanguinara**
Starke Schweißbildung mit Hitzewallungen. Haut trocken, hart und rot. Abneigung gegen Wasser. Besonders für Kinder und aktive, selbstbezogene Menschen. V: Wärme, im Frühling, feuchtes Wetter.	**Sulfur**

WINDELDERMATITIS

Hautausschlag im Windelbereich von Babys und Kleinkindern. Häufig nach Ernährungsumstellung, etwa vom Stillen auf Beikost oder als Folge ungewohnt säurehaltiger Nahrungsmittel (Orangen, Tomaten). Auch Unverträglichkeit von Zucker.
Wichtig: Das Gesäß stets so trocken wie möglich halten (häufiger Windelwechsel, Verzicht auf Windeln, nach dem Waschen trockenfönen). Bei Auftreten von Hefepilzinfektionen *(Candida albicans)*, erkennbar an der Bildung von eng aneinandersitzenden wäßrigen Bläschen, oder bei Verdacht auf Blasenentzündung umgehend zum Arzt gehen.

SCHLÜSSELSYMPTOME	MITTEL
Urin übelriechend, stark sauer. Haut ist rot und juckt. Kind will getröstet und getragen werden. Oft bei Durchfall infolge ungewohnter oder zu saurer Nahrung.	**Acidum benzoicum**
Besonders beim Zahnen. Sehr launisch, weinerlich, schlägt um sich, will ständig getragen werden.	**Chamomilla D 12**
Blaße bis hellrote Pusteln, ähnlich wie Windpocken. Haut ist geschwollen, juckt stark, brennt.	**Rhus toxicodendron**

HAARAUSFALL

Oft durch längere Krankheit, hormonelle Umstellung infolge von Schwangerschaft, Geburt, Klimakterium oder mangelhafte Ernährung. Auch seelisch bedingt nach belastenden Erlebnissen. Bei kreisrundem sowie Haarausfall nach Behandlung mit starken konventionellen Medikamenten und Strahlentherapie immer zum erfahrenen Homöopathen. Bei Verdacht auf Schilddrüsenerkrankungen immer zum Arzt gehen.
Dosis: 1mal täglich Standarddosis D 12 für maximal 6 Wochen.

SCHLÜSSELSYMPTOME	MITTEL
Seelisch bedingter Haarausfall, auch spontanes Ergrauen. Besonders nach Kummer, auch Liebeskummer. Gleichgültig bis apathisch, unkonzentriert.	**Acidum phosphoricum**
Kopfhaut juckt und ist oft schuppig; brennt nachts; kann Kämmen nicht vertragen. Sehr erschöpft, ängstlich, ruhelos. Besonders nach Krankheiten.	**Arsenicum album**
Haarausfall nach Geburt. Starker Juckreiz der Kopfhaut zwingt zum Kratzen, nächtlicher Kopfschweiß. Besonders bei Neigung zu Gewichtsproblemen und heller, pastöser Gesichtshaut.	**Calcium carbonicum**
Seelisch bedingter Haarausfall. Besonders durch Sorgen, auch nach geistiger Überarbeitung, besonders Prüfungsvorbereitungen.	**Kalium phosphoricum**

Haarausfall in der Schwangerschaft. Besonders für Frauen, deren geistig-seelische Verfassung sich mit der Schwangerschaft stark verändert hat.	**Lachesis**
Haarausfall nach Geburt. Auch Haarausfall bei vorzeitigem Altern mit ausgeprägten Stirnfalten, frühem Ergrauen der Haare.	**Lycopodium**
Haarausfall nach Geburt, längerer Stillzeit, in den Wechseljahren. Besonders am Stirnansatz mit Geheimratsecken. Starke Erschöpfung, Abmagerung von oben nach unten.	**Natrium chloratum**
Haare gehen in Büscheln aus, kahle Flecken. Sehr erschöpft, müde. Besonders für Menschen mit feinem Haar und durchscheinender Haut nach Krankheiten, bei vorzeitigem Altern.	**Phosphorus**
Haarausfall nach Geburt, in den Wechseljahren. Gesicht blaßgelb mit dunklen Augenringen. Senkungsgefühl der Gebärmutter. Krampfadern. Völlig erschöpft, nervös, traurig.	**Sepia**
Empfindliche Kopfhaut, friert ständig, erträgt aber nur leichte, weiche Mützen. Neigung zu kaltem Kopf- und Fußschweiß, Körper sonst trocken. Nägel oft fleckig. Besonders für jüngere Menschen nach überstandener Krankheit. Seelisch bedingter Haarausfall. Starke	**Silicea**

Schuppenbildung, starker, schneller Haarverlust. Besonders nach Kränkung. Wütende Reaktion oder grüblerischer Rückzug.	**Staphisagria**
Hauptmittel bei Haarausfall nach akuten Krankheiten mit starker Erschöpfung. **Wichtig:** Dabei muß es sich um Allgemeinerkrankungen des Körpers handeln, etwa einen schweren fieberhaften Infekt.	**Thallium**

HÜHNERAUGEN UND SCHWIELEN

Oft durch Fehlstellung der Füße oder durch falsche Schuhe, zu eng, zu hohe Absätze, kein Fußbett. Bei wiederkehrenden Beschwerden zum Orthopäden gehen. Lösungen zum Einpinseln der Hühneraugen vom Homöopathen verordnen lassen.

SCHLÜSSELSYMPTOME	MITTEL
Harte, krustige Schwielen, besonders an den Fersen; oft tiefe Einrisse. Starke Schmerzen, stechend, brennend. Besonders bei Verdauungsstörungen.	**Antimonium crudum**
Hauptmittel für Hühneraugen. Bei brennendem, bohrendem, drückendem Schmerz. Besonders bei rheumatischen Beinbeschwerden. B: Wärme (Bettwärme).	**Causticum**

Entzündete Hühneraugen mit starken drückenden, pochenden, reißenden, stechenden Schmerzen. Oft ein Fuß kalt, der andere warm. Besonders bei übelriechenden, klebrigem Fuß- und Achselschweiß.	**Lycopodium**
Wetterfühlige Hühneraugen, brennender, bohrender, stechender Schmerz. Besonders bei Gichtbeschwerden in Fußzehen und auch Fingern. V: Feuchtes Wetter, Wetterwechsel, Herabhängen der Füße.	**Ranunculus sceleratus**
Sehr schmerzhafte Hühneraugen, häufig entzündet. Besonders für Frauen mit Neigung zu Krampfadern.	**Sepia**
Starke Hornhautbildung auf ganzer Fußsohle; dumpfe, brennende Schmerzen. Hühneraugen mit wundem, stechendem Schmerz. Füße eiskalt; scharfer, übelriechender Fußschweiß. Friert oft.	**Silicea**

BRÜCHIGE NÄGEL

Oft infolge von Mineralstoffmangel und mangelhafter Ernährung. Auch nach schweren Erkrankungen und seelischen Belastungen. Bei tiefen Einrissen, völliger Ablösung der Nägel, Nagelbetterkrankungen und Verdacht auf Pilzinfektionen zum Arzt gehen.
Dosis: 1mal täglich Standarddosis D 12 über maximal 6 Wochen.

SCHLÜSSELSYMPTOME	MITTEL
Nägel spröde, deformiert, gerieft mit Längsfurchen; sehr schnelles Wachstum. Gefühl wie von einem Splitter unter dem Nagel. V: Sommer.	**Acidum hydrofluoricum**
Nagel blättert in Schichten; spröde, verdickt, deformiert; kleine weiße Flecken. Besonders bei trockener Haut / Schleimhaut.	**Alumina**
Nagel blättert in großen Schichten; verdickt; tiefe Längsrillen bis Spaltung. Starke Hornhaut.	**Antimonium crudum**
Verlangsamte körperliche Entwicklung von Kindern. Starker nächtlicher Kopfschweiß, feuchtkalte Hände / Füße, läßt Füße aus dem Bett hängen.	**Calcium carbonicum**

Nagel blättert in Schichten; spröde, verdickt, deformiert. Zehennägel oft eingewachsen. Besonders bei Neigung zu Gewichtsproblemen und Verstopfung.	**Graphites**
Nagel reißt leicht ein; verdickt, deformiert; Längsfurchen, Rillen mit vielen weißen Flecken. Besonders für Menschen, die ständig frieren, auch für Kinder.	**Silicea**
Nagel sehr weich, spröde; reißt leicht ein; blättert in Schichten; Dellen, Grübchen, wellenförmigen Querfurchen, Rillen. Zehennägel oft eingewachsen.	**Thuja**

VERLETZUNGEN DER NÄGEL

SCHLÜSSELSYMPTOME	MITTEL
Punktförmige Verletzung durch Splitter oder Nadelstiche unter dem Nagel. Schmerzlinderung durch kalte Kompressen.	**Ledum**
Blauschwarzer Bluterguß unter dem Nagel durch Quetschung oder Schlag. Starke Schmerzen.	**Arnica D 12**
Schießende, ziehende Schmerzen durch Quetschung oder Schlag auf die Fingerkuppe ohne Bluterguß.	**Hypericum**

NÄGELBEISSEN

Oft Anzeichen für unterdrückte Emotionen und Gefühle wie Ärger oder Aggression, besonders bei Kindern, aber auch bei Erwachsenen. Nach der Ursache forschen. Bei länger andauernden Beschwerden den Rat eines erfahrenen Homöopathen einholen.
Dosis: 1mal täglich Standarddosis D 12 für maximal 4 Wochen.

SCHLÜSSELSYMPTOME	MITTEL
Nervöse Reizung, auch Juckreiz unter dem Fingernagel, besonders in Höhe der Fingerkuppe, besser nur durch Daraufbeißen. Besonders für zurückhaltende, ängstliche und menschenscheue Patienten.	**Ammonium bromatum**
Kaut an den Nägeln, bis sie bluten. Zupft und kratzt an Nase oder Lippen, bis sich die Haut in Fetzen löst. Nasenbohren bis zum Bluten. Besonders für nervöse, unruhige, niedergeschlagene Menschen.	**Arum triphyllum**
Kaut und lutscht an den Fingerkuppen, bis Nagelbett eingerissen ist. Besonders für Kinder, die immer ungewaschen und unordentlich wirken.	**Sulfur**

KAPITEL 6

Verdauungsbeschwerden

Magen-Darm-Verstimmung 151
Magen-Darm-Erkältung 153
Nervöse Magen-Darm-Beschwerden 155
Sodbrennen 158
Völlegefühl und Blähungen 161
Darmträgheit und Verstopfung 163

MAGEN-DARM-VERSTIMMUNG

Ein verdorbener Magen wird meist durch verdorbene Lebensmittel hervorgerufen. Er kann auch die Folge von schweren, ungewohnten und zu hastigen Mahlzeiten oder von zuviel Alkohol/Nikotin sein. Beschwerden treten innerhalb weniger Stunden nach der Mahlzeit auf.
Wichtig: Bei starken Beschwerden mit Verdacht auf eine schwere Lebensmittelvergiftung umgehend zum Arzt gehen.
Säuglinge und Kleinkinder immer dem Arzt vorstellen.

SCHLÜSSELSYMPTOME	MITTEL
Schwacher Magen, dicker weißer Zungenbelag. Aufstoßen unverdauter Nahrung. Erbrechen lindert nicht. Unverträglichkeit von Saurem, Gebäck, Schweinefleisch, schwarzem Tee, Nikotin, Milch.	**Antimonium crudum**
Heftiger Brechdurchfall mit Schüttelfrost, große Schwäche, Unruhe, Angst. Brennender Magenschmerz. Großer Durst, trinkt Wasser in kleinen Schlucken. Besonders für Lebensmittelvergiftung im Anfangsstadium, nach Eis, Essig, Gurken. V: Nachts, mittags, kalte Getränke, Kälte. B: Wärme (außer am Kopf).	**Arsenicum album** D 12

Nahrung liegt wie Stein im Magen. Lippen, Mund, Zunge trocken; großer Durst auf kaltes Wasser. Übelkeit, Erbrechen. Auch für Sommererkältung durch feuchte Kälte. V: Geringste Bewegung.	**Bryonia**
Geblähter Oberbauch, häufig mit Atembeklemmung. Krampfender, schneidender Magenschmerz nach verdorbener Nahrung. Aufstoßen, Durchfall übelriechend. Sehr schwach. Gesicht blaß, kaltschweißig. Auch bei Unverträglichkeit von Fleisch, Fett, Milch, nach «Durcheinanderessen». B: Fächeln frischer Luft.	**Carbo vegetabilis**
Ständige Übelkeit. Brechreiz, Erbrechen lindert nicht; danach sehr schwach, kaltschweißig. Zunge sauber, starker Speichelfluß; wenig Durst. Durchfall wie Spinat. Migräneartiger Kopfschmerz mit Schwindel. Besonders nach schwerverdaulicher, fetthaltiger Nahrung. V: Bewegung, extreme Temperaturen.	**Ipecacuanha**
Katerbeschwerden nach übermäßigem Biergenuß. Schmutziggelber Zungenbelag, Völlegefühl, brennender Magenschmerz. B: Essen von Brot.	**Kalium bichromicum**
Hauptmittel bei Magenbeschwerden durch zu hastige, üppige, schwere, stark gewürzte oder ungewohnte Mahlzeiten,	**Nux vomica**

Nikotin- und Alkoholmißbrauch. Auch bei grippalem Infekt, der auf den Magen geschlagen ist. Nahrung liegt wie Stein im Magen. Weißlichgelber Zungenbelag, Aufstoßen sauer, bitter. Geringer Durst.
B: Wärme

Nahrung liegt wie Stein im Magen, besonders nach Fett, süßsauren Speisen, Schweinefleisch, Eis, «Durcheinanderessen». Ranziges Aufstoßen. Schmutzigweißer Zungenbelag. Mund trocken, aber kein Durst. Übelkeit; Erbrechen unverdauter Nahrung, warmer Getränke.
B: Frische kühle Luft.

Pulsatilla D 12

Heftiger wäßriger Brechdurchfall mit Übelkeit, krampfender Leibschmerz nach verdorbener Nahrung. Kollapsneigung. Körper eiskalt, kalter Stirnschweiß. Gesicht blaß, eingefallen. Mund trocken, Durst- und Hungergefühl, alles wird sofort wieder erbrochen.
V: Geringste Bewegung.

Veratrum album

MAGEN-DARM-ERKÄLTUNG

Oft Teil eines fieberhaften Infekts, tritt jahreszeitlich gehäuft auf. Auch Erkältung durch zu kalte Nahrung, besonders kalte Getränke und Eis. Bei hohem Fieber (39 Grad C), starken

Schmerzen (Koliken) und starker Beeinträchtigung des Allgemeinbefindens mit Kreislaufschwäche umgehend den Arzt rufen.

Neben den unter Magen-Darm-Verstimmung genannten Mitteln Arsenicum album, Bryonia, Nux vomica und Pulsatilla haben sich die folgenden bewährt.

SCHLÜSSELSYMPTOME	MITTEL
Durchfall mit leicht erhöhtem Fieber. Gefühl, als wolle der Enddarm zerreißen. Übelkeit, saures Aufstoßen, Erbrechen. Zunge nur in der Mitte belegt; schlechter Mundgeruch. Übelriechender Schweiß. V: Fett. B: Ruhe, Wärme.	Acidum nitricum
Akuter Durchfall, übelriechend. Winde aber geruchlos. Stechende Leibschmerzen. Gefühl, als werde die Haut von «Eisnadeln» gestochen. Besonders durch Verkühlung, auch nach Aufregung, Anstrengung.	Agarius
Wäßriger Sommerdurchfall, auch mit unverdauter Nahrung. Krampfende Leibschmerzen mit Blähungen. Verträgt nichts Saures. Besonders für Menschen mit schwachem Magen, die gerne zuviel essen. V: Heißes Wetter, kühle Bäder.	Antimonium crudum
Fieberhafter Durchfall mit unverdauter Nahrung und heftigen Bauchkrämpfen; heftiges Aufstoßen; Blähungen, Winde	Colocynthis

erleichtern nicht. Fieber schwankt. Bitterer Mundgeschmack.
V: Heißes Wetter, Milch, Obst.
B: Druck, Zusammenkrümmen.

Fieberhafter Durchfall, zähflüssig, schleimig. Langsamer Beginn mit Leibschmerzen. Körper eiskalt, trotzdem Durst auf Kaltes. Besonders für Erkältungen im Spätsommer, die durch Verkühlung oder Naßwerden hervorgerufen werden.
B: Wärme.

Dulcamara

Wäßriger Durchfall am Morgen, übelriechend, schmerzlos, auch Sommerdurchfall. Sehr erschöpft. Gelber Zungenbelag, Zähne drücken sich auf der Zunge ab. Sofortiger Stuhlgang mit Leibschmerzen nach dem Essen. Durst auf Kaltes.
B: Zusammenkrümmen, Wärme (Leibwickel).

Podophyllum

NERVÖSE MAGEN-DARM-BESCHWERDEN

Seelische Belastungen und Streß schlagen auf Magen und Darm. Hauptsymptome sind Übersäuerung, Magenschmerzen, Übelkeit, Brechreiz, Erbrechen, Durchfall. Bei wiederkehrenden oder bereits länger andauernden Beschwerden sowie bei Verdacht auf Magen- oder Zwölffingerdarmgeschwüre umgehend zum Arzt gehen.

SCHLÜSSELSYMPTOME	MITTEL
Drückender, ziehender Magenschmerz; verschwindet beim Essen; Heißhunger. Gefühl, als habe man einen Pflock im After, kann sich nicht richtig entleeren. Geistige Überlastung, oft vor Prüfungen. B: Essen, Liegen, Wärme.	Anacardium
Übelkeit, krampfender Magenschmerz, Durchfall. Vor wichtigen Ereignissen, nach Kummer. Besonders für ängstliche Menschen, die ständig in Eile sind. V: Essen, Wärme, enge Räume, enge Kleidung. B: Frische Luft, Kälte.	Argentum nitricum
Brennender Magenschmerz. Starkes Verlangen nach kaltem Wasser, trinkt in kleinen Schlucken. Besonders für ruhelose, eher ängstliche Menschen, die nicht allein sein können. V: Abends, nachts, Dunkelheit.	Arsenicum album D 12
Übelkeit nach dem Essen, Nahrung liegt wie ein Stein im Magen. Trinkt viel kaltes Wasser. Besonders für reizbare, aufbrausende Menschen, die keinen Widerspruch dulden. V: Berührung, Bewegung, warme Räume. B: Druck, warme Leibwickel, Ruhe.	Bryonia
Übelkeit, Blähungen mit kolikartigen Schmerzen. Übelriechender Durchfall,	Chamomilla D 12

schleimig oder wie Spinat. Besonders für
sehr reizbare, zornige Menschen mit
überschießenden Reaktionen, auch zahnende Kinder.

Magenkrämpfe, Durchfall nach Ärger oder **Colocynthis**
Zorn. Besonders für ungeduldige Men-
schen, die ihre Gefühle offen zeigen.
B: Wärme, Zusammenkrümmen. Druck.

Magenschmerz, Leeregefühl im Magen, **Ignatia**
Hunger mit Übelkeit nach Kummer,
Trauer. Besonders für niedergeschlagene,
introvertierte Menschen, die viel seufzen
und weinen.
V: Leichte Nahrung, Trost.
B: Schwere Nahrung, Alleinsein.

Sodbrennen, stechender, drückender **Natrium chloratum**
Magenschmerz, Blähungen, Übelkeit,
Erbrechen, Durchfall, auch Verstopfung.
Besonders für Menschen, die sich in altem
Kummer vergraben.
V: Hitze, Kälte, Trost.

Nahrung liegt wie ein Stein im Magen. **Nux vomica D 12**
Übelkeit, Sodbrennen, Völlegefühl,
Blähungen, Durchfall oder Verstopfung.
Möchte aufstoßen, kann aber nicht.
Besonders für ehrgeizige Menschen.

Übelkeit, Erbrechen, Durchfall nach **Phosphorus**
Aufregung. Besonders für Menschen mit
sehr feinen Antennen.

Übelkeit, krampfiger, drückender Magenschmerz nach Enttäuschung, Kränkung. Besonders für reizbare, launische, aber nachgiebige Menschen.	**Pulsatilla D 12**
Schneidender Magenschmerz, übelriechende Blähungen, Durchfall nach Kränkung, Ärger. Besonders für introvertierte Menschen, die plötzlich explodieren.	**Staphisagria**

SODBRENNEN

Das Aufsteigen von Magensäften in die Speiseröhre, besonders im Liegen und nach dem Genuß von Kaffee, Alkohol oder Fruchtsäften, nennt man Sodbrennen. Auch bei *nervösen Magenbeschwerden* (siehe S. 155) stellt es sich ein. Vor Beginn der Selbstbehandlung sollte man immer zum Arzt gehen, um möglichst schwerwiegende Magenerkrankungen auszuschließen.

Achtung: Wer zur Säurepufferung bereits konventionelle Arzneimittel (Antizida) einnimmt, sollte vor Beginn der Selbstbehandlung den Rat eines erfahrenen Homöopathen einholen.

SCHLÜSSELSYMPTOME	MITTEL
Starkes saures Aufstoßen, Sodbrennen, Erbrechen. Die ganze Person riecht sauer, besonders deutlich bei Kindern. Kälte- und Erschlaffungsgefühl im Magen. Besonders für erschöpfte, auch durch Alkoholmißbrauch geschwächte Menschen.	**Acidum sulfuricum**

V: Kaltes Wasser.
B: Alkohol.

Brennen in Magen und Speiseröhre. Ausgeprägtes Kältegefühl im Magen. Besonders nach zuviel Nikotin und/oder Alkohol.
V: Nach dem Essen, nach Getränken.

Capsicum

Übelriechendes, brennendes Aufstoßen, Krampfender, brennender Magenschmerz mit geblähtem Oberbauch. Nicht vertragen werden Fleisch, Fett und Milch; auch nach «Durcheinanderessen».

Carbo vegetabilis

Saures Aufstoßen unverdauter Nahrung, besonders nach Milch, Tee, Obst, Druck- und Leeregefühl im Magen. Verlangen nach Saurem, Süßem, hochprozentigen Alkoholika, Kaffeebohnen, kaltem Wasser.
V: Nach dem Essen, Berührung.
B: Druck.

China

Brennen in Magen und Speiseröhre. Viel Speichel. Übelkeit, saures Aufstoßen, Erbrechen von Wasser und saurem Mageninhalt reizt Rachen, Mund und Zunge. Oft verbunden mit migräneartigen Kopfschmerzen.
V: Häufig an Ruhetagen.

Iris

Alles ist sauer: Aufgestoßenes, Erbrochenes, Stühle. Nicht vertragen werden Fett, Milch, Essig, saures Obst, Süßigkeiten,

Natrium phosphoricum

kalte Getränke, kalte Mahlzeiten. Gelber cremiger Zungenbelag, auch auf dem Gaumen. Besonders für erschöpfte Menschen mit rheumatischen Erkrankungen, Gicht.

Hauptmittel bei Sodbrennen durch zu hastige, üppige, schwere, stark gewürzte oder ungewohnte Mahlzeiten, Nikotin-, Alkoholmißbrauch. Saures, bitteres Aufstoßen. Schweregefühl im Magen. Besonders für ehrgeizige, cholerische, pedantische Menschen.
V: Nach dem Essen.
B: Wärme, Ruhe.

Nux vomica D 12

Magendrücken mit brennendem Aufstoßen, übler Mundgeschmack. Nicht vertragen werden schwere Mahlzeiten, Schweinefleisch, Fett und Milch; auch nach «Durcheinanderessen».
V: Ruhe, Wärme.
B: Frische Luft, Bewegung.

Pulsatilla D 12

Brennender Schmerz im Oberbauch; saures Aufstoßen und Erbrechen macht die Zähne stumpf. Häufig mit Stirn- oder Schläfenkopfschmerz, auch Schwindel. Fett und frisches Brot werden nicht vertragen.
V: Nachts.
B: Essen.

Robinia pseudacacia

VÖLLEGEFÜHL UND BLÄHUNGEN

Ursache ist oft ungewohnte oder schwerverdauliche Nahrung wie bestimmte blähende Gemüse oder frisches Brot, Hefeprodukte und Trockenfrüchte. Auch durch seelische Belastung.
Wichtig: Wenn sich die Beschwerden trotz Selbstbehandlung und Nahrungsumstellung nicht bessern, den Rat eines erfahrenen Homöopathen suchen.

SCHLÜSSELSYMPTOME	MITTEL
Schweregefühl, Aufstoßen unverdauter Nahrung. Schwacher Magen, dicker weißer Zungenbelag. Nicht vertragen werden Gebäck, Schweinefleisch, Tee, Nikotin, Milch, Saures.	**Antimonium crudum**
Völlegefühl mit saurem Aufstoßen unverdauter Nahrung; sichtbar geblähter Leib mit übelriechenden Winden ohne Erleichterung. Beginn schon beim Essen. Verlangen nach Saurem, Süßem, hochprozentigen Alkoholika, Kaffeebohnen, kaltem Wasser. V: Milch, Tee, Obst.	**China**
Geblähter Oberbauch; Winde und starkes, ranziges Aufstoßen erleichtern. Völle- und Trägheitsgefühl. Besonders nach fetten Speisen, Fleisch, Kohl, Hülsenfrüchten, Milch, Kaffee, Wein. V: Nach Essen, enge Kleidung, Liegen. B: Frische Luft.	**Carbo vegetabilis**

Sichtbar geblähter Bauch unterhalb des Nabels, besonders links. Deutliche Darmgeräusche links. Guter Appetit, aber schon nach wenigen Bissen gesättigt (Völlegefühl) oder niemals satt. Besonders für geistig aktive, cholerische Menschen und bei vorzeitig gealtertem Aussehen. **Lycopodium D 12**

Schweregefühl direkt nach dem Essen, allmählich zunehmende Blähungen, muß Kleidung lösen. Starke Müdigkeit zwei Stunden nach dem Essen, Verlangen nach Anregungsmitteln wie Kaffee, Tee, Nikotin oder Alkohol. Besonders für ehrgeizige, cholerische, pedantische Menschen. **Nux vomica D 12**

Blähungen mit kolikartigem Schmerz, laute Magen-Darm-Geräusche. Nahrung liegt wie ein Stein im Magen. Ranziges Aufstoßen. Nicht vertragen werden fette Speisen, Schweinefleisch, Obst, Eis, Kuchen. Auch nach «Durcheinanderessen». Besonders für launische, zuwendungsbedürftige Menschen. **Pulsatilla D 12**

Ständig Völlegefühl und Blähungen, besonders links. Übelriechende Winde nach faulen Eiern; gesamter Bauch sichtbar gebläht. Kolikartige Schmerzen. Laute Magen-Darm-Geräusche. Bisweilen morgendlicher Durchfall.
V: Abends, nachts. **Sulfur**

DARMTRÄGHEIT UND VERSTOPFUNG

Ursache meist sitzende Lebensweise, fette Ernährung und Mißbrauch von Abführmitteln. Vorbeugend wirken eine ballaststoffreiche Ernährung mit viel Rohkost und viel Flüssigkeit, Bewegung und Sport.

Wichtig: Nach längerer Einnahme von Abführmitteln (auch pflanzlichen Tees oder Früchtewürfeln) stets den Rat eines erfahrenen Homöopathen suchen.

SCHLÜSSELSYMPTOME	MITTEL
Vergeblicher Stuhldrang mit heftigem Pressen. Sehr wenig harter, bröckeliger Stuhl. Gieriger Appetit; verträgt keine Kartoffeln. Besonders für Menschen, die viel sitzen. V: Kälte, im Winter.	**Alumina**
Verstopfung, Stuhl erst hart, dann pastenartig. Besonders für träge Kinder und Jugendliche mit Gewichtsproblemen und Abneigung gegen Sport, Fleisch, Gekochtes. V: Kälte, Feuchtigkeit, Arbeit. B: Wärme, Liegen.	**Calcium carbonicum**
Völlegefühl, sichtbar geblähter Bauch, kann aber nicht aufstoßen, übelriechende Winde. Stuhl knotig, hart, verursacht schmerzhafte, blutende Einrisse am After. Besonders bei Neigung zu Gewichtsproblemen.	**Graphites**

Krämpfe, starke Blähungen. Fühlt sich trotz Stuhlgang verstopft. Guter Appetit, aber schon nach wenigen Bissen gesättigt oder niemals satt. Besonders für geistig aktive, cholerische Menschen und bei vorzeitig gealtertem Aussehen.	**Lycopodium D 12**
Darmträgheit und Verstopfung durch Mißbrauch von Abführmitteln. Starkes Völlegefühl nach dem Essen. Dicker Zungenbelag, übelriechender Atem. Abneigung gegen Essen am Morgen.	**Nux vomica D 12**

KAPITEL 7

Nieren und Harnwege

Nierenschmerzen und Nierenkolik 167
Blasenkatarrh 169

NIERENSCHMERZEN UND NIERENKOLIK

Ursache bei starken, anhaltenden Nierenschmerzen ist meist eine Nierenbeckenentzündung infolge einer aufgestiegenen Harnröhren- oder Blaseninfektion; bei wellenartigem Schmerz, der nach fünf bis sieben Stunden nachläßt, meist Nierensteine. Grundsätzlich immer bei Verdacht auf Nierenbeckenentzündung (Schüttelfrost, Fieber, blutiger Urin) sofort zum Arzt gehen. Wissen Sie um Nierensteine, umgehend einen Arzttermin vereinbaren, damit die Lage des Steins festgestellt werden kann. Die folgenden Mittel dienen vor allem dazu, Schmerzen zu lindern und damit die Wartezeit zu erleichtern.
Hinweis: Bei wiederkehrenden Nierensteinen und Nierenbeschwerden empfiehlt sich eine Konstitutionsbehandlung bei einem erfahrenen Homöopathen.

SCHLÜSSELSYMPTOME	MITTEL
«Wetterfühlige» Nierensteine. Nierenkoliken bei Wetterwechsel und Föhn. Besonders bei Neigung zu rheumatischen und Gichtbeschwerden mit großer Kälteempfindlichkeit. V: Kälte, Bettwärme. B: Warme Räume.	**Acidum formicicum**

Plötzlicher, heftig pochender Schmerz, der **Belladonna D 6***
bis in den Unterbauch (Harnleiter) und in
die Seiten ausstrahlt. Hochgradig empfindlich auf Erschütterung. Gesicht heiß,
schweißig, rot; Füße, auch Hände, oft kalt.
V: Kälte, Bewegung.
B: Wärme (Bettwärme), Ruhe.

Brennender, stechender Schmerz, punkt- **Berberis**
förmig, besonders links; strahlt weit bis in
die Oberschenkel und Knie aus. Bisweilen
fast ohnmächtig vor Schmerz. Hochgradig
empfindlich auf Erschütterung. Urin
spärlich, schleimig, rötlicher Satz.
V: Bewegung, Druck.
B: Wärme, Ruhe.

Heftiger brennender, stechender oder **Cantharis**
reißender Schmerz in Nieren und Blase,
der bei Männern bis in den Penis ausstrahlt. Unerträglicher, ständiger Blasendruck, Urin kommt nur tropfenweise.
V: Kaltes Wasser, Kaffee.

Heftiger krampfender, reißender Schmerz. **Colocynthis**
Häufiger Harndrang mit Brennen beim
Wasserlassen. Urin spärlich, rötlicher Satz.
Auch vergeblicher Harndrang. Besonders,
wenn Ärger auf die Nieren schlägt.
B: Zusammenkrümmen, Vornüberbeugen,
Druck, Wärme.

---

* Alle 30 Minuten Standarddosis in der angegebenen Potenz, bis Besserung
eintritt, höchstens jedoch 5 Standarddosen; für erfahrene Laien auch
1 bis 2 Standarddosen.

Krampfiger, stechender Schmerz zieht bis in die Blase. Unerträglicher Blasendruck, oft vergeblicher Harndrang. Urin spärlich, dunkel mit rötlichem Satz. Besonders bei Abgang von ziegelfarbigem Grieß aus der linken Niere. V: Nach Schlaf, Berührung, Druck. B: Gehen, Wärme.	**Coccus cacti**
Krampfender, schießender Schmerz, punktförmig besonders rechts; strahlt in Bauch-Beckenraum, die Beine, seltener auch in die Arme aus. Kräftiges Strecken lindert. Kalter Schweiß. V: Abends, nachts, Liegen, Zusammenkrümmen, Druck. B: Strecken, Gehen.	**Dioscorea**
Schmerzhafter, vergeblicher Harndrang; Brennen und Reißen in Blase und Harnröhre. V: Kälte, nach Zorn, Ärger. B: Wärme.	**Nux vomica D 12**

BLASENKATARRH

Einem Blasenkatarrh bzw. einer Blasenentzündung liegt meist eine bakterielle Entzündung der Harnröhre zugrunde, die in Blase und Nieren aufsteigen kann. Oft durch Verkühlung, Schwangerschaft und falsche Intim- und Toilettenhygiene verursacht. Aber auch eine nichtinfektiöse Reizung der Harnröhre durch zu enge Kleidung, ungewohnt heftigen Sex oder der Abgang von Grieß aus den Nieren kann dazu führen.

Vorbeugung: Ausreichend Flüssigkeit trinken, luftdurchlässige Unterwäsche tragen (keine Slipeinlagen mit Plastikfolie).

Wichtig: Bei bereits länger andauernden Beschwerden, hohem Fieber (39 Grad C), blutigem oder eitrigem Urin sofort zum Arzt gehen.

Selbstbehandlung in der Schwangerschaft nur nach Absprache mit dem Arzt oder der Hebamme.

SCHLÜSSELSYMPTOME	MITTEL
Stürmischer Beginn. Unerträglich brennende Schmerzen mit ständigem Harndrang. Urin heiß, spärlich, bisweilen rötlich. Schüttelfrost. Großer Durst auf kaltes Wasser. Todesangst, große Unruhe, besonders beim Wasserlassen. Ursache oft kalter, trockener Wind, auch Fahrtwind. V: Abends, nachts, warme Räume. B: Nach Schweißausbruch.	Aconitum D 12*
Stechen, Brennen beim Wasserlassen, besonders bei den letzten Tropfen. Harndrang mit ständigem Druckgefühl, wenig Urin, oft dunkel verfärbt. Wenig Durst. Wärme und enge Kleidung werden plötzlich nicht mehr vertragen.	Apis mellifica

---

* Alle 30 Minuten Standarddosis in der angegebenen Potenz, bis Besserung eintritt, höchstens jedoch 5 Standarddosen; für erfahrene Laien auch 1 bis 2 Standarddosen C 30.

V: Wärme in jeder Form, Druck.
B: Frische Luft.

Plötzlicher Beginn. Der ganze Körper ist **Belladonna D 6***
fiebrig erhitzt, dampft, Füße aber oft kalt;
Kopf rot, Pupillen erweitert. Brennender
Blasenschmerz, vergeblicher Harndrang
oder reichlich Urin. Ursache oft Verküh-
lung.
V: Kälte, Bewegung, Erschütterung.
B: Wärme (Bettwärme), Ruhe.

Ständiger Harndrang mit unerträglichem **Cantharis**
Brennen und Stechen, schneidender
Blasenschmerz; Urin kommt nur tropfenweise, sehr heiß, wolkig. Starker Durst,
aber Abneigung gegen Getränke, oder
unstillbarer Durst.
V: Kaltes Wasser, Kaffee.

Schmerzhafter Harndrang, besondes bei **Dulcamara**
Kälte, Brennen beim Wasserlassen in
Harnröhrenöffnung. Urin trüb, schleimig.
Ursache meist Verkühlung, Durchnässung
im Sommer, Spätsommer.
B: Wärme in jeder Form.

Starker Harndrang, Stechen, Brennen beim **Mercurius solubilis**
und nach dem Wasserlassen, besonders am **D 12**
Harnröhrenausgang und in der Umge-

---

* Alle 30 Minuten Standarddosis in der angegebenen Potenz, bis Besserung
eintritt, höchstens jedoch 5 Standarddosen.

bung, länger andauernd. Ungewöhnlicher
Nachtschweiß, übelriechend.
V: Nachts, Temperaturwechsel.

Hauptmittel für Reizblase durch Verkühlung der Füße, zuviel Bier oder Obstsaft. Schmerzhafter Blasendruck; häufiger Harndrang, wenig Urin. Sehr nervös, reizbar, kälteempfindlich.
V: Kälte, Zugluft, Kaffee, geistige Anstrengung.
B: Wärme in jeder Form, Ruhe.

Nux vomica

Schmerzhafter Blasendruck, auch kolikartig vor Wasserlassen; danach krampfiger Schmerz, strahlt bis in die Oberschenkel aus. Harndrang nach dem Wasserlassen. Wenig Durst. Ursache oft Verkühlung der Füße, Durchnässung. Besonders für launische, weinerliche Menschen.
B: Frische Luft, Trost.

Pulsatilla D 12

Häufiger Harndrang mit starkem Brennen oder völlig schmerzlos. Reichlich heller Urin. Wasserlassen einfacher im Stehen.

Sarsaparilla

Häufiger Harndrang, auch nachts, Urin kommt jedoch erst nach längerem Warten und riecht übel.
V: Nach Sex, Kälte.
B: Warme Anwendungen.

Sepia

KAPITEL 8

Weibliche Gesundheit

Wichtige Vorbemerkung 175
Beschwerden vor der Menstruation 177
Schmerzhafte Menstruation 180
Starke Menstruation 182
Schwangerschaftsbeschwerden 185
Vorbereitung auf die Geburt 187
Beschwerden nach der Geburt 188
Beschwerden beim Stillen 189
Beschwerden in den Wechseljahren 192

WICHTIGE VORBEMERKUNG

Attraktivität und Leistungsfähigkeit spielen in unserer Gesellschaft eine wesentliche Rolle und werden heute weitgehend mit Jugendlichkeit gleichgesetzt. Das bedeutet vor allem für Frauen, in zunehmendem Maß aber auch für Männer, ständige Sorge und Furcht, nicht mehr jung genug zu sein, den Anforderungen nicht mehr gerecht, nicht mehr gebraucht zu werden und damit Anerkennung und Zuneigung zu verlieren. Ein solcher Druck kann auf Dauer das Wohlbefinden und die Gesundheit des einzelnen erheblich beeinträchtigen. Dazu kommt für Frauen noch die Doppel- und Dreifachbelastung durch Kindererziehung, Familien- und Berufsarbeit. Viele, gerade Alleinerziehende, sind aus rein finanziellen Gründen dazu gezwungen, ganztags berufstätig zu sein. Andere bleiben im Beruf, um ihre Qualifikation nicht zu verlieren oder weil die Chancen für einen späteren Wiedereinstieg meist recht schlecht sind. Gerade die mittlere Generation der 25- bis 45jährigen Frauen bewältigt Tag für Tag ein gewaltiges Arbeitspensum. Doch damit nicht genug: Sie sind dabei auch noch einem ungeheuren Perfektionsdruck ausgesetzt – stets perfekte Hausfrau und Mutter, perfekte Partnerin und Mitarbeiterin zu sein. Das geht erfahrungsgemäß eine Weile recht gut, doch irgendwann sind bei den meisten Frauen die Energiereserven aufgebraucht: Unwohlsein, Nervosität, Depressionen und Schmerzen machen ihnen dann das Leben noch schwerer.

Viele dieser Beschwerden stehen in enger Beziehung zum weiblichen Menstruationszyklus und den weiblichen Fortpflanzungsorganen. So unangenehm und lästig diese Symptome auch sein mögen, so überbringen sie doch eine hilfreiche Botschaft, indem sie darauf aufmerksam machen, daß eben die Energiereserven aufgebraucht sind und eine Pause notwendig ist, um sie wieder aufzufüllen. Wie diese Pause aussehen sollte, ist von Frau zu Frau verschieden: Die eine braucht einfach nur mehr Schlaf (übrigens das Hauptproblem von Müttern), andere benötigen einen längeren Urlaub oder eine Kur. Doch damit ist es in aller Regel noch nicht getan: Die meisten Frauen müssen auch lernen, sich selbst wichtiger zu nehmen. Das bedeutet zum Beispiel: den Perfektionsanspruch zurücknehmen, das Arbeitspensum zurückfahren, Aufgaben in Familie und Haushalt an den Partner und die Kinder delegieren, Nachbarschaftshilfen zu organisieren usw. Die Liste der Möglichkeiten ist lang, jede Frau muß für sich herausfinden, was ihr in ihrer ganz persönlichen Situation am besten helfen kann.

Dabei kann auch die Homöopathie eine gute Unterstützung sein. Denn die passenden Mittel aktivieren die Selbstheilungskräfte der Frau und sorgen dafür, daß sich ihr körperliches und geistig-seelisches Gleichgewicht wieder einpendelt und sie unbelastet von Unwohlsein und Schmerzen darangehen kann, ihren Alltag umzugestalten und Wichtiges von Unwichtigem zu trennen. Allerdings gelten auch hier wieder die allgemeinen Grundsätze der Selbstbehandlung: Nur leichtere akute Beschwerden selbst behandeln, bei bereits länger andauernden oder immer wiederkehrenden Beschwerden den Rat eines erfahrenen Arztes und Homöopathen einholen.

In folgenden Fällen stets zunächst einen Frauenarzt oder eine Frauenärztin aufsuchen, und zwar bei:

- allen Beschwerden während der Schwangerschaft
- ungewöhnlichen Blutungen (stark klumpiges Blut, Gewebeteile), ungewöhnlich starken Blutungen
- Zwischenblutungen
- Blutungen nach der Menopause

- vaginalem Ausfluß
- plötzlichen starken Unterleibsschmerzen
- allen Unterleibsschmerzen mit Fieber
- sichtbaren oder tastbaren Schwellungen im Unterbauchbereich
- unklaren Unterleibsschmerzen, auch beim Sex
- Unterleibsverletzungen
- Veränderungen im Bereich der Brüste, Brustwarzen und Achseln (Schwellungen, Knoten, eingezogenes Gewebe, plötzliche Absonderungen der Brustwarzen)
- wenn die letzte gynäkologische Untersuchung mehr als sechs Monate zurückliegt
- im Zweifel immer zum Arzt oder zur Ärztin gehen

Wichtig: Die homöopathische Selbstbehandlung kann nicht die monatliche Selbstuntersuchung der Brust und die regelmäßige Kontrolluntersuchung beim Frauenarzt oder bei der Frauenärztin ersetzen.

BESCHWERDEN VOR DER MENSTRUATION

Auch prämenstruelles Syndrom (PMS) genannt. Hauptsymptome sind Nervosität, Traurigkeit, Kopf- und Unterleibsschmerzen, Wassereinlagerungen, empfindliche Brüste. Die Ursache liegt in zyklischen Schwankungen der Hormonproduktion. Siehe auch Kapitel 1 und 2 dieses Buches.
Dosis: 1mal täglich eine Standarddosis D 12, bis Besserung eintritt, maximal 2 Zyklen lang.

SCHLÜSSELSYMPTOME	MITTEL
Müde, bedrückt, menschenscheu. Wassereinlagerungen, besonders in den Füßen, bleischwer. Gliederschmerzen. Hände und Füße eiskalt. V: Morgens, Kälte. B: Essen, Bewegung, Einsetzen der Blutung.	Aristolochia
Kopfschmerzen, schmerzhafte, geschwollene Brüste, Gebärmutterkrämpfe. Niedergeschlagen, Selbstzweifel. Feuchtkalter Schweiß. Rasch erschöpft. Besonders für mütterliche Frauen mit Neigung zu Übergewicht. V: Kälte, Feuchtigkeit.	Calcium carbonicum
Niedergeschlagen, reizbar, weint leicht. Empfindliche Brüste, geschwollene Füße. Unterleibs- und Rückenschmerzen. Durchfall bei Einsetzen der Blutung. Abneigung gegen Sex. V: Seit Schwangerschaft.	Causticum
Kopf- und Nackenschmerz oft links. Traurig, nervös, hastig, immer in Bewegung, redet ständig oder ist gleichgültig. Einsetzen der Blutung. Reißende Schmerzen schießen von Hüfte zu Hüfte. Je stärker die Blutung, desto stärker der Schmerz. B: Wärme.	Cimicifuga

Ständig unter Hochdruck, reizbar, ruhe-   **Lachesis**
los. Kopfschmerzen, Migräne mit Schwin-
del und Nasenbluten. Gebärmutterkrämpfe, Kreuzschmerzen. Je stärker die
Blutung, desto schwächer der Schmerz.
Verträgt nichts Enges an Hals und Körper.
V: Wärme jeder Art.

Furchtsam, traurig, menschenscheu,   **Lycopodium**
weinerlich. Auch tyrannisch, verletzend.
Selbstzweifel. Bauchkrämpfe; sichtbar
geblähter Bauch, Winde erleichtern nicht.
Heißhunger auf Süßes, Pikantes.
V: Wärme, enge Kleidung.

Kopfschmerz, als wolle der Schädel zer-   **Natrium chloratum**
springen. Introvertiert, mürrisch, neigt
zum Dramatisieren. Schnell erschöpft,
geistesabwesend.
V: Vormittags, Hitze, Trost.
B: Salz, frische Luft, Alleinsein.

Übelkeit, Sodbrennen, Brust- und Bauch-   **Nux vomica**
schmerzen. Sehr nervös, cholerisch, unzufrieden, egozentrisch. Betrachtet Leistung
als das Wichtigste, fühlt sich durch Menstruation beeinträchtigt. Starke Libido.
V: Morgens, Kälte.
B: Wärme.

Sehr gefühlsbetont, weint leicht; launisch;   **Pulsatilla**
gutmütig, unbekümmert. Kopfschmerzen.
Ziehen in der Gebärmutter. Blutung oft
verspätet, spärlich.

V: Wärme.
B: Frische Luft, Trost.

Kopfschmerzen, Gebärmutterkrämpfe. Wundmachender Ausfluß. Völlig erschöpft, überarbeitet, innerlich leer. Plötzliche Wut- und Tränenausbrüche. Sehr pflichtbewußt. V: Während Blutung, Kälte. B: Wärme, leichte Bewegung, Ruhe.	**Sepia**

SCHMERZHAFTE MENSTRUATION

Ursachen sind starke Hormonschwankungen, Myome, Schleimhautwucherungen (Endometriose), Operationsnarben (z. B. nach Kaiserschnitt); auch seelische Belastungen. Vor Beginn der Selbstbehandlung zum Arzt oder zur Ärztin gehen. Zusätzlich zu den unter Beschwerden vor der Menstruation genannten haben sich folgende Mittel bewährt.

Dosis: Bei starken Schmerzen alle 15 Minuten Standarddosis in der angegebenen Potenz, bis Besserung eintritt, höchstens jedoch 6 Standarddosen.

SCHLÜSSELSYMPTOME	**MITTEL**
Stechende Bauchkrämpfe unmittelbar vor/bei der Blutung. Oft heiße, pochende Kopfschmerzen/Migräne, besonders rechts. Blutung zu stark, zu früh oder zu spät, hellrot, klumpig; warm und übelriechend. Großer Durst. V: Bewegung, Erschütterung.	**Belladonna D 6**

Blasen- und Darmkrämpfe, hin und her wandernde Schmerzen, Kopfschmerzen besonders an den beiden ersten Tagen. Je schwächer die Blutung, desto stärker die Schmerzen.	**Caulophyllum D 6**
Unerträgliche Koliken kurz vor und während der Blutung, die weit ausstrahlen. Heiße Schweißausbrüche. Übelkeit, Erbrechen. Starke Blutung mit Klumpen. Sehr unruhig, schlecht gelaunt. V: Ärger. B: Umhergehen.	**Chamomilla D 12**
Krämpfe vor und während der Blutung, Bauchdecke sehr berührungsempfindlich. Ausgeprägte Schwäche. Blutung zu früh, zu stark, dunkel, klumpig. V: Schlafmangel.	**Cocculus D 6**
Schneidende, wehenartige Schmerzanfälle zwingen zum Zusammenkrümmen. Innerlich sehr nervös, unruhig. Oft nach Ärger. Besonders bei Eierstockzysten. B: Wärme, Zusammenkrümmen.	**Colocynthis D 6**
Nervlich sehr angespannt, auch leichte Schmerzen werden unerträglich. Blutung zu früh, zu lange, hellrot oder dunkel, klumpig. Starker vaginaler Juckreiz, erhöhte Libido. Sehr geräusch- und geruchsempfindlich. V: Aufregung, Kaffee, Bewegung.	**Coffea D 12**

Schmerzen bei Einsetzen der Blutung. Blutung zu früh, zu stark, klumpig. Besonders für Frauen voller Gram und Widersprüche.	**Ignatia D 12**
Krämpfe und Koliken, auch nachts. Blutung zu früh, dunkel, fädig. Sehr schwach, kann kaum gehen. B: Wärme, Druck, Einsetzen der Blutung.	**Magnesium phosphoricum D 6**
Starke Gebärmutterkrämpfe oder dumpfe Schmerzen bis in Oberschenkel und Rücken. Blutung zu spät, spärlich, übelriechend, oft nur wenige Stunden. Auch bei Neigung zu sehr frühen, oft unentdeckten Fehlgeburten. V: Frühmorgens.	**Viburnum D 6**
Heftige Gebärmutterkrämpfe schlagen auf Kreislauf; Frösteln, kalter Stirnschweiß, Schwindel, Übelkeit, Erbrechen bis Kollaps. Oft Durchfall. Sehr große Schwäche.	**Veratrum album D 6**

STARKE MENSTRUATION

Ursachen siehe *Schmerzhafte Menstruation*, S. 180. Viele der dort genannten Mittel helfen auch bei starker Menstruation und umgekehrt. Vor Beginn der Selbstbehandlung sollten Sie zu einem Arzt oder einer Ärztin gehen.

Achtung: Starke Blutungen können eine Anämie* verursachen, daher den Eisengehalt des Blutes kontrollieren lassen.

Dosis: 1mal täglich Standarddosis in der angegebenen Potenz, bis Besserung eintritt, maximal 2 Zyklen lang. Im akuten Fall alle 15 Minuten Standarddosis, bis Besserung eintritt, höchstens jedoch 6 Standarddosen.

SCHLÜSSELSYMPTOME	MITTEL
Blutung zu früh, zu stark, mit nach unten drängenden Schmerzen. Niedergeschlagen. Blaß und erschöpft mit Neigung zu Anämie.	**Agnus castus D 6**
Blutung zu früh, zu lang, klumpig, cremig. Leichteste Aufregung. Schneidende Unterleibsschmerzen. Sehr schwach, schwindlig, leicht erkältet mit Zahnschmerz. V: Kälte, Feuchtigkeit.	**Calcium carbonicum D 12**
Blutung zu früh, dunkel, klumpig, stoßweise; auch zu spät. Bauch aufgetrieben mit Krämpfen, Kopfschmerz mit Schwindel; Gesicht sehr blaß. Sehr schwach, nervös. B: Wärme.	**China D 4**
Blutung hell, stoßweise, besonders bei Bewegung. Krämpfe in der Blase.	**Erigon D 1 – D 3**

---

* Ein Eisenmangel läßt sich nicht mit homöopathischen Mitteln allein beheben, sondern nur durch Kombination mit speziellen Eisenpräparaten.

Blutung dunkel, geronnen. Schmerzen in Bauchdecke, Kreuz und Becken. Menstruationskrämpfe, Mittelschmerz, auch Zwischenblutung in Zyklusmitte.	**Hamamelis D 2–D 4**
Blutung zu früh, zu lang; dünn, wäßrig; übelriechend, wundmachend mit Juckreiz. Schneidende Bauchkrämpfe, Kreuzschmerzen und Schweißausbrüche. V: Erschöpfung, nach Entbindung. B: Sitzen, Druck.	**Kalium carbonicum D 6**
Blutung zu früh, zu lange, hell, wäßrig. Blutandrang zum Kopf, Schwindel. Besonders nach Überheben.	**Millefolium D 4**
Blutung zu früh, zu lang, seltener zu spät. Auch unterstützend bei Anämie. Besonders für blonde, blasse, nervöse Frauen und bei Neigung zu blauen Flecken.	**Phosphorus D 6 oder D 12**
Blutung zu früh, hell oder dunkel, stoßweise bei Bewegung. Auch bei Endometriose. Besonders für Frauen, die schnell zunehmen. V: Aufregung, Ärger.	**Sabina D 2–D 3**

SCHWANGERSCHAFTSBESCHWERDEN

Bei allen körperlichen und geist-seelischen Beschwerden während der Schwangerschaft stets zum Arzt und erfahrenen Homöopathen gehen. Nur (Morgen-)Übelkeit und Verdauungsbeschwerden eignen sich für die Eigenbehandlung. Krampfadern und Hämorrhoiden siehe Kapitel 9. Aber auch hier gilt: möglichst nur nach Absprache mit Arzt oder Hebamme.

SCHLÜSSELSYMPTOME	MITTEL
Heißhunger, danach Übelkeit mit Schwindel bis zur Ohnmacht; brennendes, eiskaltes Gefühl und Schmerzen im Magen. Blähungen. Unruhig, nervös, hastig, erschöpft. V: Anblick/Geruch von Essen, besonders Fischgeruch.	**Colchicum D 4**
Überempfindlich gegen Tabakgeruch; verträgt mal dies, mal jenes nicht. V: Leerer Magen.	**Ignatia D 12**
Ständige Übelkeit, Erbrechen lindert nicht. Heißhunger auf Süßes, danach Übelkeit. Zunge ohne Belag. Unausgeglichen, unentschlossen. V: Abends, nachts, schwere Nahrung, Bewegung, Bücken. B: Kalte Getränke, frische Luft, Ruhe.	**Ipecacuanha D 6**
Übelkeit, Erbrechen, Brechreiz oder Erbrechen nach dem Essen, besonders	**Nux vomica D 12**

morgens. Magendrücken; Nahrung liegt wie ein Stein im Magen. Nasenbluten. Besonders für leistungsorientierte Frauen, die auf alle Störungen ihrer Pläne sehr ungehalten und ärgerlich reagieren oder auf Kaffee, Nikotin, Alkohol nicht verzichten können.
V: Morgens, Gerüche, Geräusche, helles Licht.

Starke Abneigung gegen Fett, aber Heißhungeranfälle auf Fettes, danach Übelkeit, Sodbrennen, Schweregefühl im Magen. Bitterer Mundgeschmack, wenig Durst. Sehr gefühlsbetont, schwankende Stimmungen.
V: Essen am Abend, schwere Nahrung, Wärme.
B: Frische Luft, Trost.

Pulsatilla D 12

Morgenübelkeit V: Essensgeruch. Zeitweise unstillbares Hungergefühl; Heißhunger auf Saures. Abneigung gegen Fleisch und Milch. Häufig Verstopfung. Plötzliche Wut- und Tränenausbrüche.
B: Leichte Bewegung, Ruhe, Alleinsein, Liegen auf der rechten Seite.

Sepia D 12

Sodbrennen und Magenschmerzen nach dem Essen; starke Abneigung gegen warme Mahlzeiten. Verlangt nach kalter Nahrung und kaltem Wasser. Unentschlossen, macht sich viel unnötige Sorgen.
V: Aufregung.

Silicea D 12

Übelkeit und Erbrechen schlagen auf den **Tabacum D 6**
Kreislauf: Schwindel, kalter Stirnschweiß,
blasses Gesicht, Körper eiskalt, dabei sehr
elend. Muß Kleidung öffnen.
V: Morgens, Auto-, Bahn- und Seereisen.
B: Frische Luft.

VORBEREITUNG AUF DIE GEBURT

Die Homöopathie bietet eine Vielzahl von Mitteln zur Erleichterung der Geburt. Meistens dienen sie dazu, die Muskeln elastisch zu halten, Muskelverspannungen im Beckenraum zu lösen sowie die (übrigens ganz normalen) Ängste vor der Geburt zu lindern und damit eine zügigere und weniger schmerzhafte Geburt zu ermöglichen. Die Auswahl des passenden Mittels richtet sich hier nicht nur nach den akuten Beschwerden, sondern ganz besonders nach dem allgemeinen körperlichen und geistig-seelischen Befinden. Sie sollte daher stets erfahrenen Homöopathen, wozu in der Geburtshilfe oft auch Hebammen zählen, überlassen bleiben.

Wichtig: Da mit der Einnahme der Mittel einige Wochen vor dem errechneten Geburtstermin begonnen werden sollte, sollten Sie rechtzeitig eine homöopathische Beratung vereinbaren.

Nur wenn keine Möglichkeit zur fachkundigen Beratung besteht oder die Zeit drängt, ist eine Selbstbehandlung sinnvoll. Hier empfehlen sich besonders zwei Mittel aus der homöopathischen Hausapotheke: Pulsatilla D 12 zur Harmonisierung der seelischen Verfassung und Stärkung der Zuversicht. Arnica C 30 zur Vorbereitung auf die große körperliche Anstrengung während der Geburt und zur Verhinderung von Blutungen.

Wichtig: Informieren Sie betreuende Hebammen und Ärzte in der Geburtsklinik über die Selbstbehandlung.

- Pulsatilla D 12: Etwa 4 bis 6 Wochen vor dem errechneten Geburtstermin 1mal täglich Standarddosis.
- Arnica C 30: 1mal täglich Standarddosis mit Einsetzen der Wehen, eventuell 1mal wiederholen sowie 1 bis 2 Standarddosen nach der Entbindung.

Wenn Sie sich körperlich sehr verspannt fühlen, sollten Sie ungefähr 2 bis 3 Wochen vor dem errechneten Geburtstermin auch noch Caulophyllum D 6 einnehmen, und zwar 3mal täglich Standarddosis im täglichen Wechsel mit Pulsatilla.

BESCHWERDEN NACH DER GEBURT

Was für die Vorbereitung auf die Geburt gilt, trifft auch auf die Behandlung von Beschwerden nach der Geburt zu. Nur wenn fachkundige Beratung nicht erreichbar ist, sollten Sie zur Selbstbehandlung greifen, sich aber möglichst bald an einen erfahrenen Homöopathen wenden.
Wichtig: Bei starken Schmerzen, bei Fieber oder bei Blutungen sofort ärztliche Hilfe holen.

Zur Schmerzlinderung und Unterstützung der Wundheilung nach der Geburt haben sich bewährt:

- Arnica C 30: 2 Standarddosen – die erste 3 Stunden nach der Geburt, die zweite 12 Stunden später. Auch nach Zangengeburt oder Vakuumpumpe und bei Dammriß.

- Bellis perennis D 12: Starke Wundschmerzen in der Gebärmutter ähnlich einer Quetschung. Standarddosis in einem Glas Wasser verrühren und schluckweise trinken, bis Besserung eintritt.
- Hypericum D 12: Besonders nach Dammschnitt. 3mal täglich Standarddosis.
- Staphysagria D 12: Starke Wundschmerzen, besonders nach Kaiserschnitt. Standarddosis in einem halben Glas Wasser verrühren und schluckweise trinken, bis Besserung eintritt.

Zur Linderung von Narkosenachwirkungen, nach regionaler Betäubung (Rückenmarkspritze – PDA) oder anderen Schmerzmittelgaben:

- Nux vomica D 12: Standarddosis in einem halben Glas Wasser verrühren und schluckweise trinken, bis Besserung eintritt.

Wochenbettdepression, Babyblues, «Heultage»:

- Pulsatilla D 12: 1mal täglich Standarddosis.

Bei stärkeren Beschwerden, großer Unruhe und befremdlichen Gefühlsregungen unbedingt ärztlichen Rat einholen oder die Hebamme rufen. Die Beschwerden genau schildern, da es sich um einen beginnenden postnatalen Verwirrtheitszustand handeln könnte, der bei rascher Behandlung gut zu heilen ist. Auch hier können homöopathische Mittel aus der Hand erfahrener Homöopathen helfen.

BESCHWERDEN BEIM STILLEN

Die häufigsten Beschwerden sind verlangsamte Milchproduktion, schmerzhafte Reizungen oder Verletzungen der Brustwarzen und Brustentzündungen. Wenn die Beschwerden trotz Selbstbehandlung nach einem Tag nicht nachzulassen beginnen, homöopathischen Rat (Arzt/Hebamme) einholen.
Achtung: Eine Selbstbehandlung von Brustentzündungen ist nur im Anfangsstadium ratsam. Bei Fieber, starken Schmerzen und Rötung der Brust eines der folgenden Mittel einnehmen und sofort einen Arzt oder eine Hebamme aufsuchen.

SCHLÜSSELSYMPTOME	MITTEL
Brustentzündung. Plötzliche pochende Brustschmerzen, Haut weiß, schwitzend, rot. Oft Kopfschmerzen. V: Bewegung, Erschütterung.	**Belladonna D 6** Alle $1/2$ bis 2 Stunden, bis Besserung eintritt
Brustentzündung. Brüste steinhart und schwer, stechende Schmerzen, sehr berührungsempfindlich, nur leicht gerötet. Oft starker Durst. V: Leichteste Bewegung. B: Langanhaltender Druck (Bandage).	**Bryonia D 12**
Brustwarzen sehr empfindlich, wund, eingerissen. Schwankender Milchfluß. Feuchtkalte Haut, Brüste aber heiß, geschwollen. Rasch erschöpft. Besonders für Frauen mit Neigung zu Übergewicht. V: Kälte.	**Calcium carbonicum D 12**

Brustwarzen hochempfindlich, Kleidung unerträglich. Beim Anlegen heftige Schmerzen bis in den Rücken. Gefühl, als würden die Brustwarzen nach hinten gezogen. Brüste auch hart, geschwollen.	**Croton tiglium D 6**
Milchrückgang nach Aufregung, Ärger.	**Ignatia D 12**
Sehr empfindlich auf Erschütterung, ständige Schmerzen, kann kaum gehen, muß die Brüste festhalten. Auch für Brustentzündung. V: Kälte, Bewegung.	**Lac caninum D 12**
Brustwarzen wund, eingerissen, häufig blutig, schmerzhaft, besonders beim Stillen. Schwitzt schon bei der leichtesten Anstrengung stark. V: Nachts. B: Ruhe.	**Mercurius solubilis D 12**
Brustwarzen empfindlich, wund, ziehende Schmerzen beim Stillen. Besonders für aktive, leistungsorientierte Frauen, die auf Störungen sehr ungeduldig und verärgert reagieren.	**Nux vomica D 12**
Brüste steinhart, heiß, geschwollen, sehr schmerzhaft. Beim Stillen Schmerzen im ganzen Körper. Brustwarzen sehr empfindlich, wund, oft mit kleinen Rissen/Geschwüren. Auch für Brustentzündung.	**Phytolacca D 12**

Brustwarzen und Brüste wund, empfind- **Pulsatilla D 12**
lich. Brustschmerzen mit wechselnder
Ausstrahlung in Rücken, Bauch und Kopf.
Muß beim Stillen plötzlich weinen. Auch
für Milchrückgang durch Stimmungsschwankungen.
V: Wärme.

Brustwarzen sehr empfindlich, wund, mit **Silicea D 6**
tiefen Einrissen. Beim Anlegen starkes
Zusammenziehen der Gebärmutter mit
leichter Blutung.

Brustwarzen rissig, wie ausgefranst, **Sulfur D 6**
wund, brennende Schmerzen, besonders
nach dem Stillen, strahlen bis in den
Rücken aus. Auch für Milchrückgang nach
Erkältung.
V: Nachts, Waschen.

BESCHWERDEN IN DEN WECHSELJAHREN

Hauptsymptome können sein Hitzewallungen («fliegende Hitze»), Schweißausbrüche, Nervosität, Niedergeschlagenheit, Angstgefühle, trockene Haut (auch Schleimhäute), unregelmäßige, starke und schmerzhafte Menstruation, langfristig Knochenschwund (Osteoporose). Die Ursachen sind vielfältig: So können neben der Hormonumstellung und den Langzeitfolgen eines anstrengenden Alltags über Jahrzehnte oft auch einschneidende Veränderungen im Leben, z. B. der Auszug der Kinder, eine Rolle spielen. Viele Frauen haben in dieser Lebensphase zum erstenmal seit langem wirklich Zeit für sich selbst, scheuen sich aber, diese zu nutzen. Da die Wechseljahre wie die Pubertät eine grundlegende Veränderung im Leben sind, empfiehlt sich grundsätzlich die Beratung und häufig auch eine Konstitutionsbehandlung bei einem erfahrenen Homöopathen. Übergangsweise und bei nur leichter Ausprägung der Beschwerden, die oft gemeinsam auftreten, können die nachfolgenden Mittel helfen. Siehe auch unter den entsprechenden Stichwörtern in diesem und anderen Kapiteln dieses Buches.

Dosis: Wenn nicht anders angegeben: Bei eher körperlichen Beschwerden D 6, 3mal täglich Standarddosis; stehen eher seelische und nervöse Beschwerden im Vordergrund, D 12, 1mal täglich Standarddosis, bis Besserung eintritt, maximal 2 Zyklen oder 8 Wochen lang.

SCHLÜSSELSYMPTOME	MITTEL
Steht zeitweise unter nervöser Hochspannung; unruhig, verwirrt; ängstlich, fürchtet sich vor Krankheiten; niedergeschlagen, freudlos; hastig, immer in Bewegung; redet ständig oder ist gleichgültig. Hitzewallungen, aber kein Schweiß. Schießende Kopf- und Nervenschmerzen, Migräne, Nackenverspannung, besonders links. Leeregefühl im Magen, aber kein Appetit. Unregelmäßige, schwache Menstruation mit wehenartigem Schmerz. V: Morgens, feuchtkaltes Wetter, Menstruation. B: Wärme, im Freien, kleine Mahlzeiten.	**Cimicifuga**

Ständig unter nervöser Hochspannung, **Lachesis D 12**
reizbar, ruhelos; muß dauernd reden;
mißtrauisch, eifersüchtig; niedergeschlagen, Angstgefühle. Hitzewallungen,
Schweißausbrüche mit starkem Geruch;
ständiges Schwitzen. Fühlt sich körperlich
sehr schwach. Herzklopfen. Kopfschmerzen, Migräne mit Schwindel und Nasenbluten, besonders links. Unregelmäßige,
starke Menstruation mit Gebärmutterkrämpfen, Kreuzschmerzen. Verträgt
nichts Enges an Hals und Körper.
V: Wärme jeder Art, feuchtwarmes Wetter,
Wein, nach Schlaf.
B: Beginn der Menstruation.

Introvertiert, traurig, ernst, nachtragend, **Natrium chloratum**
mürrisch; neigt zum Dramatisieren; denkt
dauernd an alte Kränkungen, kann aber
Trost nicht ertragen, will allein sein, weint
dann. Schlaflos vor Kummer, Sorgen.
Niedergeschlagen, ängstlich, fürchtet, sich
lächerlich zu machen; Herzklopfen und
Angst in engen Räumen und
Menschenmengen, Neigung zu Ohnmacht.
Schnell erschöpft, blasse Haut, Neigung zu
Anämie. Opfert sich für andere auf. Ber-
stender Kopfschmerz/Migräne. Juckreiz
der Genitalien, Trockenheit der Vagina,
Schmerzen beim Sex. Unregelmäßige,
starke Menstruation.
V: Vormittags, Hitze, Geräusche, Trost.
B: Frische Luft, im Freien, Alleinsein.

Sehr gefühlsbetont mit ständig wechseln- **Pulsatilla D 12**
den Stimmungen; sorgt sich um andere,
braucht aber selbst auch viel Aufmerksamkeit; nörgelig, mißtrauisch, eifersüchtig,
traurig, weinerlich, dann wieder sanft,
fröhlich, gutmütig, unbekümmert; Angst
besonders vor Dunkelheit, der Zukunft,
dem Alleinsein. Nervöse Kopfschmerzen.
Blaß mit Neigung zu Anämie; ständiges
Schwitzen am ganzen Körper. Gebärmuttersenkung. Rheumatische Beschwerden.
V: Wärme in jeder Form.
B: Frische Luft, im Freien, Bewegung,
Zuwendung, Trost.

Völlig erschöpft, überarbeitet, innerlich **Sepia**
leer und ausgebrannt, fühlt sich verlassen,
hilflos und ängstlich; gleichgültig gegen
Familie und Beruf; plötzliche Wut- und
Tränenausbrüche. Hitzewallungen, kalte
Schweißausbrüche. Gelblichblasses Gesicht mit dunklen Augenringen; oft Kopf-
schmerzen/Migräne; arbeitet aus Pflichtbewußtsein weiter. Menstruation
unregelmäßig, zu lang, riecht übel, macht
wund; oft mit Kopfschmerzen und Gebärmutterkrämpfen verbunden; Gefühl des
Nachuntendrängens. Gebärmuttersenkung. Abneigung gegen Sex.
V: Morgens, abends, Menstruation, Kälte.
B: Wärme, leichte Bewegung, im Freien,
Alleinsein, Ruhe.

Sulfur

Selbstbezogen, schwankende Stimmungen; aktiv, ungeduldig, macht viele Pläne, dann wieder niedergeschlagen, antriebslos. Oft gebeugte Körperhaltung. Hitzewallungen mit Schweißausbrüchen führen zu starker Erschöpfung; Schweißausbrüche an Kopf, Händen, Füßen; Handflächen, Fußsohlen sind heiß und brennen bei Bettwärme, streckt Füße aus dem Bett. Juckreiz und Wundheit der äußeren Genitalien. Morgendliche Übelkeit mit Schwindel und Durchfall. Neigung zu Rücken- und Blasenbeschwerden, schweren Beinen, Krampfadern.

V: Vormittags, Wasser, Stehen, Hitze, Anstrengung.

B: Viele kleine Mahlzeiten, Süßigkeiten, Liegen.

KAPITEL 9

Venöse Beschwerden

Krampfadern 199
Hämorrhoiden 201

KRAMPFADERN

Damit bezeichnet man Venenleiden, bei denen die Venenwände überdehnt sind und die Venenklappen nicht mehr richtig funktionieren, so daß das Blut nicht wieder in den Kreislauf zurücktransportiert wird, sondern zum Teil in den Venen verbleibt. Oft eine anlagebedingte Schwäche, aber auch durch erhöhten Druck auf die Blutgefäße im Bauchraum durch Schwangerschaft und Übergewicht verursacht. Allgemeine Maßnahmen gegen Krampfadern: regelmäßige Bewegung, beim Stehen auf den Fersen und Zehenspitzen wippen, im Sitzen die Beine möglichst oft hochlegen. Die Diagnose sollte stets der Arzt stellen. Eine rechtzeitige homöopathische Behandlung kann die Entstehung von Krampfadern verhindern, bereits bestehende können homöopathisch zwar nicht beseitigt werden, wohl aber lassen sich die Beschwerden deutlich lindern. Bei anlagebedingter Venenschwäche mit Verdauungsproblemen (Verstopfung mit Hämorrhoiden) oder wenn die nachfolgenden Mittel nach 6 Wochen keine Linderung bewirkt haben, empfiehlt sich eine Konstitutionsbehandlung bei einem erfahrenen Homöopathen.

Wichtig: Eine Selbstbehandlung in der Schwangerschaft nur nach Absprache mit dem Arzt oder der Hebamme! Bei Entzündung der Krampfadern, starken Schmerzen oder starker Schwellung wegen Thrombosegefahr sofort zum Arzt gehen!

| SCHLÜSSELSYMPTOME | MITTEL |

Rote bis blaue Krampfadern und Krampfadergeschwüre mit dunklem, rotem Hof. Besonders in der Schwangerschaft und bei gleichzeitigen Hämorrhoiden. Alles geht sehr langsam.
Wichtig: Aesculus hilft nicht bei entzündlichen Prozessen.
V: Gehen.
B: Warmes Wetter.

Aesculus

Schwere, steife Beine, häufig wie gelähmt, schlafen leicht ein. Kälte von den Knien abwärts. Müdigkeit und Schwäche mit Kollapsneigung, oft mit Verdauungsstörungen und Blähungen.
B: Frische Luft, Fächeln.

Carbo vegetabilis

Krampfadern besonders in den Unterschenkeln. Schwere, müde, geschwollene Beine, fühlen sich an wie geprellt; spitze, stechende oder prickelnde Schmerzen. Besonders für schwangerschaftsbedingte Krampfadern und gleichzeitige Hämorrhoiden.
V: Wärme, feuchte Luft.

Hamamelis

Müde, schwere Beine, oft mit Schwellung im Kniebereich. Muß die Beine hochlegen, sonst starke Schmerzen. Beine schlafen im Stehen leicht ein, stechen nachts oft.
V: Wärme jeder Art.
B: Leichte Bewegung im Freien.

Pulsatilla

Sehr große Krampfadern. Unruhige Beine und Füße, muß ständig wippen. Muskelzittern/-zucken, Wadenkrämpfe, Taubheitsgefühl und taube Stellen, besonders an den Waden. Besonders für Krampfadern, die sich während Schwangerschaft oder Wechseljahren verschlimmert haben.

Zincum metallicum

HÄMORRHOIDEN

So nennt man Krampfadern im Enddarmbereich. Ihre Symptome sind Schmerzen, Brennen, Juckreiz, hellrote Blutungen beim Stuhlgang. Allgemeine Maßnahmen: Für regelmäßige Verdauung sorgen, *nicht* durch Abführmittel, sondern durch eine ballaststoffreiche Ernährung mit viel Rohkost und Vollkornprodukten, eventuell Weizenkleie hinzufügen. Keine scharf gewürzten oder sehr sauren Speisen, keinen Kaffee. Viel Flüssigkeit trinken. Auf sorgfältige Toilettenhygiene achten, um Entzündungen zu verhindern: After nach Stuhlgang mit klarem Wasser, am besten mit Einmalwaschlappen, reinigen. Die Diagnose Hämorrhoiden sollte stets der Arzt stellen. Er muß auch entscheiden, ob bei starken Beschwerden eine Verödung oder chirurgische Entfernung anzuraten ist. Wenn die folgenden Mittel, die auch als Salbe zur äußerlichen Behandlung erhältlich sind, nach 6 Wochen keine Linderung bewirkten oder Sie über längere Zeit Abführmittel eingenommen haben, empfiehlt sich eine Konstitutionsbehandlung bei einem erfahrenen Homöopathen.
Wichtig: Selbstbehandlung in der Schwangerschaft nur nach Absprache mit dem Arzt oder der Hebamme.

SCHLÜSSELSYMPTOME	MITTEL
Brennende, stechende Schmerzen schießen bis in den Rücken, nicht nur beim Stuhlgang. Oft mit chronischer Verstopfung (Ernährung umstellen!). Kaum Blutungen. Splittergefühl im Enddarm; Juckreiz, Brennen, Trockenheit, Hitze. V: Stuhlgang, Gehen. B: Warmes Wetter.	**Aesculus**
Heftige Schmerzen. After fühlt sich wund an oder wie gequetscht, oft ist er entzündet. Ständig Blutungen beim Stuhlgang. Intensiver brennender Juckreiz mit krampfartigem Zusammenziehen des Afters. Oft mit chronischer Verstopfung (Ernährung umstellen!). Auch für schwangerschaftsbedingte Hämorrhoiden.	**Hamamelis**

KAPITEL 10

Kinderkrankheiten

Wichtige Vorbemerkung 205
Windpocken 206
Masern 208
Röteln 209
Mumps 210
Keuchhusten 212

WICHTIGE VORBEMERKUNG

Dieses Kapitel befaßt sich mit den klassischen Kinderkrankheiten *Masern*, *Mumps*, *Röteln*, *Windpocken* und *Keuchhusten*, bei denen grundsätzlich eine Selbstbehandlung möglich ist. Jedoch muß die Diagnose stets vom Arzt gestellt werden.
Achtung: Wegen möglicher Ansteckungsgefahr vorher telefonisch einen Termin vereinbaren.

Scharlach zählt zwar zu den klassischen Kinderkrankheiten, die Therapie muß aber der hohen Komplikationsrate wegen dem Arzt überlassen bleiben.

Jeder Kinderkrankheit ist in der Homöopathie ein ganz bestimmtes Mittel zugeordnet, das bei frühzeitiger Gabe den Krankheitsverlauf abmildern und verkürzen kann. So gehören zum Beispiel Pertussinum zu Keuchhusten, Morbillinum zu Masern und Variolinum zu Windpocken. Diese Mittel gewinnt man aus Krankheitserregern und dürfen nur vom Arzt gegeben werden. Wenn also eine bestimmte Kinderkrankheit umgeht und das Kind erste Anzeichen einer Infektion, wie auffallende Blässe, Lustlosigkeit, erhöhte Reizbarkeit etc., zeigt, sollten Sie umgehend einen Arzt oder Homöopathen aufsuchen.

Säuglinge und Kleinkinder bis zu zwei Jahren grundsätzlich immer vom Arzt behandeln lassen, keine Selbstbehandlung.

Bei Erwachsenen nehmen die klassischen Kinderkrankheiten oft einen wesentlich schwereren Verlauf, daher stets zum Arzt gehen.

Auch bei folgenden Anzeichen umgehend zum Arzt:
- Sehr schlechtes Allgemeinbefinden, große Mattigkeit, Schwäche

- Hohes Fieber (39 Grad C)
- Kopf- und Ohrenschmerzen, Hörstörungen, besonders bei Mumps
- Bauch- und Unterleibsschmerzen, besonders bei Mumps
- Heftiger Husten und/oder starke Verschleimung der Bronchien, besonders bei Masern und Keuchhusten

In den folgenden Fällen sofort ärztliche Hilfe bzw. den Notarzt rufen:

- Starke Kopfschmerzen mit Übelkeit und Erbrechen
- Nackensteifigkeit
- Erschwerte Atmung, Verdacht auf Lungenentzündung (Nasenflügel zittern beim Atmen)
- Anhaltende Atemnot, bläuliche Lippen
- Anhaltende Krämpfe, auch Fieberkrämpfe
- Benommenheit, Bewußtseinstrübung, Bewußtlosigkeit.

WINDPOCKEN

Windpocken sind eine hochansteckende Virusinfektion, die besonders im Schulkindalter auftritt. Die Inkubationszeit beträgt 2 bis 3 Wochen. Symptome: Meist nur leichtes Fieber und linsengroße rote Flecken, die sich innerhalb weniger Stunden oft in stark juckende, wäßrige Bläschen verwandeln. Bisweilen nur wenige Windpocken, es kann aber auch der ganze Körper übersät sein. An sich keine ernste Erkrankung. Homöopathische Mittel lindern den Juckreiz, beugen Infektionen vor und beschleunigen das Abheilen der Bläschen.

Wichtig: Bei eitrigen Windpocken sowie anderen Komplikationen (siehe oben) umgehend zum Arzt!

SCHLÜSSELSYMPTOME	MITTEL
Stürmischer oder plötzlicher Beginn mit schnell ansteigendem Fieber, noch kein Ausschlag. Symptombild/Dosis siehe *Grippaler Infekt*, S. 89.	Aconitum D 12 oder Belladonna D 6
Bläschen auch im Mund und Genitalbereich. Dicker weißer Zungenbelag. Heftiger Juckreiz. V: Kaltes Wasser. B: Ruhe, Liegen, frische Luft.	Antimonium crudum
Milder Verlauf, eher wie eine Erkältung, anhaltendes Fieber, geringer Juckreiz. Aber sehr weinerlich, anhänglich, wechselnde Stimmungen. Verträgt keine Wärme. B: Frische Luft, Zuwendung, Trost.	Pulsatilla D 12
Brennender Juckreiz. Unruhig, will sich ständig kratzen, kann nicht liegen oder einschlafen. V: Nachts, Bettwärme.	Rhus toxicodendron D 12
Äußerlich zur Infektionsvorbeugung und Linderung des Juckreizes.	Wecesin-Puder (Weleda)

MASERN

Auch Masern sind eine Viruserkrankung, und zwar durch Tröpfcheninfektion. Die Inkubationszeit beträgt 9 bis 15 Tage. Im ersten Stadium kommt es zu Symptomen eines grippalen Infekts, klassisch sind heftige Augenbeschwerden. Wichtiges Früherkennungssymptom für Masern sind kleine weiße Punkte (Koplik-Flecken) auf der Wangenschleimhaut im Mund. Oft kommt es zu hohem Fieber. Dauer 3 bis 5 Tage. Im zweiten Stadium breiten sich schnell kleine hellrote Flecken von den Ohren über den ganzen Körper aus und fließen innerhalb eines Tages zu einem braunroten Ausschlag zusammen. Mäßiges bis hohes Fieber. Dauer 4 bis 6 Tage. Die Diagnose Masern muß vom Arzt gestellt werden. Bettruhe ist erforderlich.

SCHLÜSSELSYMPTOME	MITTEL
1. Stadium Behandlung siehe *Grippaler Infekt*, S. 89.	
2. Stadium Langsamer Verlauf. Abweisend, mürrisch. Hartnäckiger, trockener Husten mit stechenden Schmerzen, hält sich die Brust beim Husten. Lippen/Mund sehr trocken, großer Durst, trinkt in langen Zügen. Oft Kopfschmerzen, Verstopfung. V: Bewegung. B: Getränke, Liegen, Ruhe, Alleinsein.	**Bryonia**
Klassischer Verlauf mit heftigen Augensymptomen. Augen rot, entzündet, starker brennender Tränenfluß, verträgt kein	**Euphrasia**

Licht. Milder Fließschnupfen, trockener Husten, evtl. pochender Kopfschmerz.
V: Licht, Lesen, Fernsehen.
B: Ruhe, Liegen in abgedunkeltem Raum.

Ausgeprägte Schwäche, sehr erschöpft. Häufig wechselnde Gesichtsfarbe zwischen rot und blaß. Steht für kurze Zeit auf, muß sich dann wieder hinlegen. Augen gerötet, trockener Husten besonders im Liegen. **Ferrum phosphoricum D 12**

Verlauf wie bei starker fiebriger Erkältung. Anhänglich, weinerlich. Augenlider verklebt, milder Tränenfluß, milder gelblichgrüner Fließschnupfen. Lippen/Mund trocken, aber kaum Durst. Trockener Husten zwingt zum Aufrichten. Ohrenschmerzen.
V: Nachts, Wärme, Liegen.
B: Tagsüber, frische kühle Luft, Zuwendung, Trost. **Pulsatilla D 12**

RÖTELN

Röteln sind eine hochansteckende Virusinfektion. Die Inkubationszeit beträgt 14 bis 21 Tage. Anfangs meist leichte Erkältungsbeschwerden mit Schnupfen und Schwellung der Hals- und Nackendrüsen. Nach ca. 2 Tagen erscheint wie bei Masern ein hellroter Ausschlag, der aber nicht zusammenfließt; meist beginnt er hinter den Ohren oder auf der Brust und wandert dann langsam bis zu den Beinen. Fieber selten über 38,5 Grad C. Mit dem Abklingen des Ausschlags ist die Ansteckungsgefahr vorüber. Röteln verursachen gewöhnlich nur sehr geringe Beschwerden, so daß keine Behandlung notwendig ist.

Wichtig: Bei Kopf-, Ohren-, Hals- und Gelenkschmerzen (siehe auch *Wichtige Vorbemerkung*, S. 205) den Arzt aufsuchen.

Achtung: Eine Rötelninfektion kann in den ersten 3 Monaten einer Schwangerschaft schwere Behinderungen des Ungeborenen verursachen. Daher Kinder, die an Röteln erkrankt oder möglicherweise infiziert sind, bis zum Abklingen des Ausschlags unbedingt im Haus behalten und auch nicht zu einem kurzen Einkauf mitnehmen!

MUMPS

Hier handelt es sich um eine Viruserkrankung durch Tröpfcheninfektion, die besonders im Schulkindalter auftritt. Die Inkubationszeit beträgt 2 bis 4 Wochen. Erst ist nur eine Seite der Ohrspeicheldrüsen geschwollen, nach 1 bis 2 Tagen auch die andere. Die Kinder bekommen eine «dicke Backe», die Ohren stehen ab, das Gesicht ist schief, der Kiefer versteift; Schmerzen beim Kauen und Schlucken. Mäßiges bis hohes Fieber. Dauer der Schwellung: 4 bis 6 Tage.

Wichtig: Bei Bauchschmerzen, Schwellung/Schmerzen der Hoden beziehungsweise von Brüsten und Eierstöcken umgehend zum Arzt gehen. Bettruhe einhalten.

SCHLÜSSELSYMPTOME	MITTEL
Stürmischer Beginn mit hohem Fieber, starker Unruhe und Angst. Symptombild/Dosis siehe *Grippaler Infekt*, S. 89.	**Aconitum D 12**
Plötzlicher Beginn auf der rechten Seite mit reißenden Drüsenschmerzen, Schwellung und hohem Fieber. Symptombild/Dosis siehe *Grippaler Infekt*, S. 89.	**Belladonna D 6**
Auch Unterkieferdrüsen schmerzhaft geschwollen. Stechende Schmerzen beim Schlucken, besonders beim Leerschlucken. Mundtrockenheit, nur morgens Speicheltropfen. Neigung zu Erkältungen/Vergrößerung der Mandeln mit Schleimabsonderung.	**Barium carbonicum D 12**
Starke Speichelbildung mit heftigem Schwitzen des ganzen Körpers. Speichel rinnt ständig aus dem Mund. **Hinweis:** Bisweilen unmittelbare Erstverschlimmerung mit heftigem Schweißausbruch.	**Jaborandi D 6**
Linke Drüsen stark geschwollen. Heftige Schmerzen beim Schlucken bis ins linke Ohr; kann besser Festes als Flüssiges schlucken, aber nichts Heißes. Verträgt keine Berührung oder enge Kleidung. V: Heiße Getränke/Nahrung, Berührung, nach Schlaf. B: Wärme (äußerlich).	**Lachesis D 12**

Drüsen hart wie Stein. Hals rauh, trocken, **Phytolacca D 6**
starke Schmerzen beim Schlucken bis in
die Ohren. Beißt die Zähne aufeinander.
V: Heiße Getränke/Nahrung, feuchte
Kälte.
B: Wärme (äußerlich), Ruhe, kalte Getränke.

Starke Schwellung der Ober- und Unter- **Plumbum aceticum**
kieferspeicheldrüsen. Süßlicher Mundge- **D 6**
schmack, starker Speichelfluß.
V: Nachts, Berührung, Bewegung.
B: Reiben, Liegen auf der geschwollenen
Seite.

Milder Verlauf, eher wie Erkältung, anhal- **Pulsatilla D 12**
tendes Fieber, wenig Schmerzen. Aber
sehr weinerlich, anhänglich. Verträgt
keine Wärme.
B: Frische Luft, Zuwendung, Trost.

KEUCHHUSTEN

Keuchhusten ist eine bakterielle Erkrankung durch Tröpfcheninfektion. Die Inkubationszeit beträgt 7 bis 14 Tage. Im ersten Stadium wie grippaler Infekt mit Husten (Katarrh), Fieber selten über 38,5 Grad C, Dauer 1 bis 2 Wochen. Diagnose nur über Blutuntersuchung möglich. Im zweiten Stadium Ausbildung des charakteristischen keuchenden Hustens mit pfeifendem Lufteinziehen und Herauswürgen von Schleim, oft mit Erbrechen, kein Fieber, Dauer bis zu 6 Wochen, in schweren Fällen auch länger. Im dritten Stadium langsames Abklingen des Hustens, Dauer sehr unterschiedlich. Oft noch jahrelang keuchhustenartige Anfälle (Echo) bei ganz normaler Erkältung. Ansteckungsgefahr im ersten Stadium am größten, läßt ohne Antibiotikagabe erst nach 6 Wochen nach.

Keuchhusten ist eine sehr schwere Erkrankung, sie kann für Säuglinge und Kleinkinder unter einem Jahr lebensgefährlich werden. Über die Therapie (Antibiotikabehandlung) muß daher **stets und unverzüglich** der Arzt entscheiden.

Homöopathische Mittel lindern den Verlauf und kürzen ihn ab: Auswahl des Mittels **nur durch sehr erfahrene Laien**, ansonsten dem Arzt überlassen.

Wichtig: Der Husten ändert bisweilen im Zeitablauf seinen Charakter, dann die Mittelwahl überprüfen.

Hinweis: Keuchhustenanfälle gehen nicht nur mit Erbrechen einher, sondern gerade zu Beginn des zweiten Stadiums auch mit Atemnot und ausgeprägter Erstickungsangst (Todesangst). Daher das Kind nicht allein schlafen und fehlenden Nachtschlaf bei Tag nachholen lassen. Für eine beruhigende Atmosphäre sorgen. Besonders abends nur leichte Nahrung, um nächtliches Erbrechen zu verringern. Bettruhe nach Bedarf.

Achtung: Erkrankte oder möglicherweise infizierte Kinder niemals in Kontakt mit Säuglingen/Kleinkindern bringen, sondern so lange im Haus halten, wie es der Arzt anordnet, und keinesfalls mal eben zum Einkaufen mitnehmen!

SCHLÜSSELSYMPTOME	MITTEL

1. Stadium
Behandlung siehe *Grippaler Infekt*, S. 89.

2. Stadium

Hauptmittel zu Beginn des zweiten Stadiums, wenn der Keuchhusten deutlich wird. Hustenanfälle besonders nachts mit Atemnot; Gesicht blaß oder bläulich, kalter Schweiß. Will frische Luft zugefächelt bekommen. Kalte Unterschenkel, Nasenbluten, oft Blähungen.
V: Warme Räume.
B: Frische Luft.

Carbo vegetabilis D 6

Würgender, krampfender Husten, besonders nachts und beim Aufwachen; lautes Schleimrasseln; Auswurf von zähem, glasigem Schleim, zieht Fäden.
V: Nachts, Wärme, warme Getränke, Bewegung.
B: Kalte Getränke, kalte Luft.

Coccus cacti

Vor dem Anfall dunkelrotes Gesicht, Luftnot. Danach in kurzen Abständen trockener, krampfiger Husten. Große Erschöpfung nach Husten und Nasenbluten. Sehr empfindlich gegen kalte Luft.
V: Nachts, Kälte.
B: Warme Räume.

Corallium rubrum

Schwere, lange krampfende Hustenanfälle mit Atemnot, dabei dunkelrotes bis bläuliches Gesicht. Erbrechen. Hände eiskalt. Beim Husten Krämpfe in Armen, Beinen und Händen. Sehr erschöpft.
V: 3 Uhr nachts.
B: Kleine Schlucke Wasser.

Cuprum metallicum

	Drosera

Trockener, krampfiger Husten, besonders nachts; kurze heftige Anfälle mit Erstickungsgefühl, dabei dunkelrotes bis bläuliches Gesicht, Anschwellen der Kopfarterien; häufig Erbrechen und Nasenbluten, aber keine Erschöpfung. Hält sich den Brustkorb beim Husten.
V: Kurz nach Mitternacht.

Ipecacuanha

Würgender, kraftloser, trockener Husten mit Erstickungsgefühl und Schleimrasseln in den Bronchien; Schleim sehr zäh, kaum abzuhusten. Erbrechen und Nasenbluten. Streckkrämpfe. Gesicht blaß, mit dunklen Augenringen.
V: Bewegung.
B: Kalte Getränke.

Mephitis

Heftiger, krampfender Husten mit Atemnot und Todesangst, besonders nachts; kann nicht ausatmen, muß hochgehoben werden. Gesicht bläulich, Augen oft gerötet. Lautes Schleimrasseln. Wenig Anfälle am Tag.
Hinweis: Mephitis wirkt nicht lange, daher Einnahmezeiten unbedingt einhalten.
V: Nachts.

Pulsatilla D 12

Mittel der Wahl, wenn Keuchhusten auf Masern folgt. Trockener, krampfiger Husten mit Erstickungsgefühl im Liegen, muß sich aufrichten. Friert leicht, verträgt aber keine Wärme.

V: Abends, nachts, feuchtwarme Witterung.
B: Frische Luft.

3. Stadium
Zusätzlich zu den für das zweite Stadium genannten Mitteln haben sich auch Antimonium tartaricum, Bryonia und Rumex crispus bewährt. Symptombilder siehe unter *Bronchitischer Husten*, S. 99.

KAPITEL 11

Erste Hilfe bei kleinen Notfällen und auf Reisen

Wichtige Hinweise 219
Schürfwunden, Schnitt- und Stichverletzungen 220
Prellungen und Quetschungen 222
Verstauchungen und Zerrungen 223
Verbrennungen und Sonnenbrand 224
Sonnenstich und Hitzschlag 226
Insektenstiche und Insektenbisse 227
Reiseübelkeit 228
Reisefieber und Reiseangst 229

WICHTIGE HINWEISE

- Dieses Kapitel ist kein Ersatz für einen Erste-Hilfe-Kurs. Es befaßt sich nur mit kleineren alltäglichen Beschwerden und Verletzungen, die sich mit Mitteln aus der homöopathischen Hausapotheke behandeln lassen. Für die Erstversorgung von schweren Verletzungen gelten grundsätzlich immer die allgemeinen Regeln der Ersten Hilfe. Besuchen Sie daher, wenn Sie es nicht schon getan haben, möglichst bald einen Erste-Hilfe-Kurs bei einem der anerkannten Hilfsdienste (DRK, Johanniter, Malteser usw.). Dort können Sie auch spezielle Kurse für die Erste Hilfe am Kind belegen.
- Führen Sie stets das homöopathische Mittel Arnica D 12 oder die Bach-Blüten-Notfalltropfen (Rescue-Tropfen) mit sich. In Notfallsituationen, die umgehende ärztliche Hilfe erfordern, haben sich beide Mittel bestens bewährt: Beide stabilisieren die geistig-seelische und körperliche Verfassung des Verletzten und können damit die Wartezeit, bis der Arzt eintrifft, hervorragend überbrücken. Daher gehören Arnica D 12 oder Notfalltropfen in jede Handtasche, Hausapotheke und den Erste-Hilfe-Kasten im Auto.

Anwendung: Verletzte, die bei Bewußtsein sind, erhalten 5 Globuli Arnica D 12 oder 5 Notfalltropfen, und zwar unverdünnt unter die Zunge, im Abstand von 10 Minuten. Bei bewußtlosen Verletzten (auch Kreislaufschock) die unverdünnten Notfalltropfen mehrmals über dem Puls am Handgelenk verreiben oder auf die Lippen geben.

Achtung: Aus versicherungstechnischen Gründen (Fremdverschulden, eventuell Schmerzensgeld) bei Unfällen im Straßenverkehr, auch bei den kleinsten, durch Glatteis auf ungeräumten Gehsteigen, bei Sport- und Schulveranstaltungen oder tätlichen Angriffen immer sofort zum Arzt gehen und die Verletzungen genau protokollieren lassen.

- Säuglinge und Kleinkinder immer dem Arzt vorstellen.
- Bei Platzwunden, Tierbissen und anderen Verletzungen des Kopfes, der Augen, der Brüste, im Genital- und im Nierenbereich stets zum Arzt gehen. Bis er erreicht oder eingetroffen ist, Arnica D 12 oder Bach-Blüten-Notfalltropfen geben.
- Wenn sich Wunden trotz Selbstbehandlung infiziert haben, umgehend den Arzt aufsuchen.

SCHÜRFWUNDEN, SCHNITT- UND STICHVERLETZUNGEN

Blutung mit einer nassen, kalten Auflage stillen, verschmutzte Wunden mit verdünnter Calendula-Tinktur (1 Tropfen auf 10 Tropfen Wasser) säubern und desinfizieren. Passendes Mittel auswählen.

Innerlich: Anfangs alle 15 Minuten eine Standarddosis, bis die Beschwerden nachlassen, danach 3mal täglich.

Äußerliche Anwendung: Tabletten/Globuli zerdrücken, direkt oder in einem halben Glas Wasser gelöst auf eine Mullkompresse geben, auf die Wunde auflegen und mit leichtem Verband befestigen; Mullkompresse 3- bis 5mal täglich erneuern.

Achtung: Zur äußerlichen Anwendung außer Calendula keine Tinkturen verwenden.

SCHLÜSSELSYMPTOME	MITTEL
Punktförmige Wunden durch Nägel, Nadeln, Dornen, auch leichte Bißverletzungen von Katzen und Nagetieren. Stechender Schmerz, starke rötliche Schwellung. B: Kälte. V: Wärme.	**Apis mellifica**
Hauptmittel bei Schürfwunden. Meist reicht Salbe oder Kompresse mit verdünnter Tinktur. Bei stärkeren Beschwerden wie Prellung auch innerlich.	**Calendula D 2**
Hauptmittel bei Verletzung nervenreichen Gewebes wie Finger, Lippen usw. Besonders bei Schnittwunden und Splittern.	**Hypericum**
Wie Apis, jedoch mit ausgeprägter Kälte der Verletzung, trotzdem B: Kalte Umschläge. V: Wärme.	**Ledum**
Hauptmittel zum Austreiben von Splittern aller Art, auch unter den Nägeln. Innerlich und äußerlich.	**Silicea**
Glatte, blutende Stich- und Schnittwunden. Besonders für sehr empfindliche, zornige, cholerische Menschen.	**Staphysagria**

PRELLUNGEN UND QUETSCHUNGEN

Dabei handelt es sich um eine Verletzung des Unterhautgewebes und der Muskulatur, die durch Sturz, Schlag oder Einklemmen verursacht wird. Symptome sind schmerzhafte Blutergüsse und Schwellungen. *Augen- und Nagelverletzungen* siehe S. 118 und 146. Bei offenen Wunden siehe unter *Schürfwunden*.

Die Verletzung mit kaltem Umschlag versehen oder unter kaltes Wasser halten, um die Blutung im Gewebe und die Schmerzen zu stillen. Passendes homöopathisches Mittel zur innerlichen bzw. äußerlichen Anwendung auswählen (siehe *Schürfwunden*, S. 220).

SCHLÜSSELSYMPTOME	MITTEL
Erste-Hilfe-Mittel bei allen Prellungen/Quetschungen. Zur weiteren Behandlung sehr schmerzhafter/berührungsempfindlicher Schwellungen und blauschwarzer Blutergüsse sowie aller Beschwerden mit ausgeprägtem Zerschlagenheitsgefühl.	Arnica D 12
Hauptmittel bei Verletzungen nervenreichen Gewebes wie Finger, Lippen usw. Nach Erstbehandlung mit Arnica.	Hypericum
Hauptmittel bei Blutergüssen nahe am Knochen (Schienbein, Knöchel, Knie, Unterarme, Ellbogen). Besonders für Sportverletzungen. Nach Erstbehandlung mit Arnica.	Ruta

VERSTAUCHUNGEN UND ZERRUNGEN

Derartige Verletzungen zieht man sich oft beim Sport zu, auch durch Stürze bei Glatteis, auf unebenen Gehwegen usw. Es kommt zu einer Stauchung/Überdehnung der Bänder, die die Knochen zusammenhalten; der Sehnen, die die Muskelstränge mit den Knochen verbinden; auch der Muskulatur selbst, oft mit Bluterguß (siehe auch *Prellungen und Quetschungen*, S. •). Bei starken Schmerzen, raschen, starken Schwellungen oder Fehlstellungen von Gelenken bzw. Gliedmaßen sofort einen Arzt aufsuchen.

Innerliche bzw. äußerliche Anwendung siehe *Schürfwunden*, S. 220.

SCHLÜSSELSYMPTOME	MITTEL
Erste-Hilfe-Mittel bei allen Verstauchungen/Zerrungen. Zur weiteren Behandlung sehr schmerzhafter/berührungsempfindlicher Schwellungen und blauschwarzer Blutergüsse sowie aller Beschwerden mit ausgeprägtem Zerschlagenheitsgefühl.	**Arnica D 12** 
Heftige Schmerzen, schon leichteste Bewegung unerträglich, erhebliche Besserung durch festes Umwickeln. Deutliche Schwellung, aber ohne Bluterguß.	**Bryonia**
Rötliche Schwellung mit ausgeprägtem Kältegefühl, trotzdem B: Kalte Umschläge. V: Wärme.	**Ledum**

Hauptmittel für Gelenke. Kann trotz Schmerzen das verletzte Glied nicht stillhalten.
B: Wärme.
V: Ruhe.

Rhus toxicodendron

Heiße Blutergüsse nahe am Knochen (Schienbein, Knöchel, Knie, Unterarme, Ellbogen). Besonders bei Sportverletzungen. Auch wenn Rhus toxicodendron nicht hilft.

Ruta

VERBRENNUNGEN UND SONNENBRAND

Leichte Verbrennungen ersten Grades (auch Sonnenbrand) können selbst behandelt werden, solange sie nicht fünf Prozent der Hautoberfläche übersteigen (entspricht etwa der Größe der Innenhand). Sobald sich jedoch Bläschen zu bilden beginnen (zweiter Grad) oder das rohe Fleisch sichtbar ist (dritter Grad), umgehend den Notarzt rufen. Bei Verätzungen durch Chemikalien stets den Arzt bzw. den Notarzt rufen.
Allgemeine Maßnahmen: Kleinste Brandverletzungen oder Verbrühungen sofort für 5 bis 15 Sekunden in die Nähe einer Wärmequelle (z. B. Kerze, Herdplatte, Ofen, Feuerzeugflamme) halten, bis der scharfe Verbrennungsschmerz nachläßt. Danach ist keine weitere Versorgung notwendig. Größere Verletzungen ersten Grades mit einer Mullkompresse versorgen, die im passenden Mittel (= Standarddosis in einem halben Glas Wasser gelöst) getränkt wurde. Alle 15 Minuten wechseln, bis die

Schmerzen nachlassen. Bei stärkeren Beschwerden das Mittel auch einnehmen: Alle 15 Minuten einen Schluck der Lösung trinken, bis die Schmerzen nachlassen; später 3mal täglich die Standarddosis.

SCHLÜSSELSYMPTOME	MITTEL
Sonnenbrand, die Haut glänzt rosig und ist geschwollen. Verträgt keine Wärme.	**Apis mellifica**
Haut dunkelrot, sehr berührungsempfindlich. Nur innerlich.	**Arnica D 12**
Haut hellrot, pochender, pulsierender Schmerz.	**Belladonna**
Hauptmittel für brennenden Schmerz und Sonnenbrand.	**Cantharis**
Schlecht heilende, schmerzhafte Brandwunden und Brandnarben.	**Causticum**
Sonnenbrand mit brennenden, juckenden Bläschen.	**Urtica urens**

Wichtig: Brandverletzungen zweiten und dritten Grades nicht unter kaltes Wasser halten, verbrannte Kleidung nicht entfernen. Bis der Arzt erreicht oder eingetroffen ist, Arnica-D 12-Globuli/Tabletten oder Bach-Blüten-Notfalltropfen geben. Ist der Verletzte bei Bewußtsein, viel trinken lassen (Wasser, Tee). Mit ätzenden Chemikalien durchtränkte Kleidungsstücke sofort entfernen.

SONNENSTICH UND HITZSCHLAG

Bei einem Sonnenstich ist der Kopf durch zu langen Aufenthalt in praller Sonne überhitzt. Kommt es im gesamten Körper zu einem Wärmestau, spricht man von einem Hitzschlag infolge Einstellung der Schweißbildung. Die Ursache sind Flüssigkeitsmangel und zu warme Kleidung (z. B. Motorradmontur) bei heißer Witterung. Kranke mit erhöhtem Kopf im Schatten oder in kühlen Räumen lagern, Kopf bzw. Körper mit kalten, nassen Tüchern kühlen. Die nachfolgenden Mittel alle 10 Minuten geben; wenn nach 5 Standarddosen keine Besserung eingetreten ist, sofort zum Arzt.

Wichtig: Bei starken Beschwerden mit steigendem Fieber, Nackensteifigkeit, Bewußtseinstrübung oder Bewußtlosigkeit sofort den Arzt rufen.

SCHLÜSSELSYMPTOME	MITTEL
Sonnenstich. Plötzlich einsetzender pochender, pulsierender Stirn- und Schläfenschmerz, strahlt aus in Hinterkopf und Nacken. Gesicht rot, heiß, schweißig, Pupillen geweitet. V: Bewegung, Erschütterung. B: Zurückbeugen des Kopfes, leichter Druck.	**Belladonna D 12**
Sonnenstich, Hitzschlag: Pochender, pulsierender, fast unerträglicher Schmerz durchzieht Kopf und Brust in Wellen. Schwindel. Gesicht rot oder blaß. V: Bücken. B: Kalte Kopfumschläge, Nasenbluten.	**Glonoinum D 12**

INSEKTENSTICHE UND INSEKTENBISSE

Bei allergischen Reaktionen mit Unruhe, Benommenheit, Atemnot und Bewußtseinstrübung, bekannter Allergie sowie Stichen oder Bissen im Mund- und Rachenraum sofort zum Arzt gehen bzw. den Notarzt rufen. Wenn sich die Beschwerden trotz Selbstbehandlung nach 1 Stunde nicht bessern, Schwellung und Schmerzen zunehmen, ebenfalls umgehend zum Arzt gehen.

Stachel mit Pinzette herausziehen, Wunde mit verdünnter Calendula-Tinktur (1 Tropfen Tinktur auf 10 Tropfen Wasser) säubern und desinfizieren; siehe *Schürfwunden*, S. 220.

SCHLÜSSELSYMPTOME	MITTEL
Stechender, brennender oder juckender Schmerz mit rosig glänzender Schwellung. Ohne Schwellung kein Apis. V: Wärme.	**Apis mellifica**
Blutunterlaufene Bisse oder Stiche (Quetschung). Bei beginnender Entzündung.	**Arnica D 12**
Hauptmittel bei brennenden Schmerzen, die alle anderen Beschwerden überdecken.	**Cantharis**
Hauptmittel bei Verletzung nervenreichen Gewebes wie Finger, Lippen usw. Schmerzen schießen die Nervenbahnen entlang.	**Hypericum**
Juckender Schmerz, verlangt nach kalten Umschlägen. Wenn Apis nach 1 Stunde nicht geholfen hat. Für Mücken- und Bremsenstiche.	**Ledum**

Langanhaltende Beschwerden mit blauroter Verfärbung. Achtung: Bei rotem Strich (Blutvergiftung!) oder geschwollenen Lymphdrüsen sofort zum Arzt.	**Lachesis D 12** 3mal täglich

REISEÜBELKEIT

Wer bekanntermaßen Auto-, Bahn-, See- und Flugreisen nicht verträgt, sollte das passende Mittel bereits vor Antritt der Reise einnehmen. Ansonsten, und wenn nicht anders angegeben, alle 15 Minuten eine Standarddosis Tabletten oder Globuli, bis die Beschwerden nachlassen.

SCHLÜSSELSYMPTOME	MITTEL
Übelkeit und Erbrechen bei Abwärtsbewegungen (Talfahrten im Auto, weich gefedertes Auto, wellige Straße, Luftlöcher bei Flugreisen). Sehr geräuschempfindlich, zittrig. V: Warmes Wetter, Tabakrauch.	**Borax**
Starker Schwindel mit Kreislaufschwäche bis Kollaps. Muß liegen, spricht und bewegt sich nicht. B: Liegen. V: Sitzen, Schlafmangel, Essen, Denken an Essen.	**Cocculus**

Extrem geruchsempfindlich. Alle Gerüche verursachen Übelkeit mit starker Erschöpfung, Kreislaufschwäche mit innerer Kälte bis Kollaps.
B: Frische Luft, Fahrtwind, an Deck.
V: Schlafmangel, Bewegung.

Colchicum

Sehr elend. Schwindel mit Übelkeit und Erbrechen. Oft Kreislaufschwäche mit viel kaltem Schweiß; verträgt aber keine Wärme, muß Kleidung öffnen. Gesicht gelb bis grünlich. Muß Augen schließen.
B: Frische, kühle Luft.

Tabacum

Wie Tabacum, aber sehr starker Schwindel mit Übelkeit und heftigem Erbrechen bei geringster Bewegung und bei Schließen der Augen. Extrem geräuschempfindlich. Besonders für ausgeprägte Seekrankheit.
B: Fixieren des Horizonts.
V: Schließen der Augen.

Theridion D 12

REISEFIEBER UND REISEANGST

Eine leichte Nervosität vor Antritt einer Reise, das sogenannte Reisefieber, ist etwas ganz Normales. Nur wenn die Beschwerden das Allgemeinbefinden und die Vorfreude auf die Reise stark beeinträchtigen, empfiehlt sich eine Behandlung. Bei stark ausgeprägten Ängsten den Rat eines erfahrenen Homöopathen suchen. *Ängste* siehe auch S. 46 ff.

SCHLÜSSELSYMPTOME	MITTEL
Flugangst und Angst in engen Räumen, Warteschlangen, Menschenmengen. Immer nervös, überreizt, muß alles in Eile erledigen; erwartet stets das Schlimmste. Auch nervöse Magen-Darm-Beschwerden mit Krämpfen und Durchfall.	**Argentum nitricum D 12***
Reisefieber. Wachsende Unruhe, ständiger Harndrang, Durchfall, Kopfschmerzen, Herzbeschwerden, Zittern, Lähmungserscheinungen, Schlaflosigkeit. Besonders für zaghafte, scheue Menschen. B: Reichlich Wasserlassen.	**Gelsemium D 12**

---

* Bei akuten Angstzuständen, z. B. beim Aufbruch zum Flughafen oder im Flugzeug, alle 15 Minuten eine Standarddosis in der empfohlenen Potenz einnehmen, bis Besserung eintritt, höchstens jedoch 5 Standarddosen.

KAPITEL 12

Vorbereitung auf Operationen und Nachsorge

Vorbereitung auf eine Operation 233
Nachsorge nach einer Operation 234
Nachsorge nach Knochenbrüchen 235

VORBEREITUNG AUF EINE OPERATION

Homöopathische Mittel können nicht nur bereits vorhandene Beschwerden heilen, sondern auch das Entstehen von Beschwerden verhindern. Damit eignen sie sich auch vorzüglich zur Vorbereitung auf Operationen und kieferchirurgische Eingriffe. Bei erhöhtem Blutungs- oder Thromboserisiko die Auswahl des Mittels unbedingt einem erfahrenen Arzt und Homöopathen überlassen und den operierenden Arzt über die Einnahme informieren.

SCHLÜSSELSYMPTOME	MITTEL
Hauptmittel zur Verhinderung eines körperlichen und seelisch-geistigen Operationstraumas.	Arnica C 6 und D 12

Einnahmeschema: Kurz vor und kurz nach dem Eingriff jeweils eine Standarddosis C 6, anschließend je nach Stärke der Beschwerden 1- bis 3mal täglich 1 Standarddosis D 12.

NACHSORGE NACH EINER OPERATION

Hier geht es vor allem darum, den natürlichen Heilungsprozeß zu unterstützen sowie eventuelle Komplikationen zu verhindern.

SCHLÜSSELSYMPTOME	MITTEL
Narkosenachwirkungen, Übelkeit, Benommenheit, Schwindel. Direkt nach dem Erwachen bis zum Abklingen der Beschwerden, am besten Globuli.	**Nux vomica D 6**
Nach Abklingen der Narkosenachwirkungen. Allgemeines Mittel zur Linderung des körperlichen und geistig-seelischen Operationstraumas, zur Schmerzlinderung und Verhinderung von Blutungen. 1- bis 3mal täglich Standarddosis.	**Arnica D 12**
Starke Wundschmerzen, wie gequetscht. Bisweilen besser durch ganz leichte Bewegung. Besonders bei Verwachsungen nach Unterleibsoperationen, hier mehrere Wochen 3mal täglich Standarddosis einnehmen.	**Bellis perennis D 6**
Nach Darmoperationen und Entfernung von Hämorrhoiden.	Collinsonia

Wundschmerzen nach Eingriffen in nervenreiches Gewebe und nach Nervenverletzungen, auch nach Amputationen.	**Hypericum**
Wundschmerzen bei glatten Schnittwunden, besonders Operationsschnitten im Bauchbereich. Auch nach Nierensteinentfernung mit Schlinge. Kranke haben das Gefühl, ihre persönliche Bannmeile sei verletzt.	**Staphysagria**
Nach Augenoperationen, besonders nach Einsetzen einer künstlichen Linse bei grauem Star.	**Senega**
Nach Augenoperationen mit starker Lichtempfindlichkeit, Sehstörungen (Lichtblitze, farbiges Sehen einer Aura, farbige Flecken).	**Zincum metallicum**

NACHSORGE NACH KNOCHENBRÜCHEN

SCHLÜSSELSYMPTOME	MITTEL
Hauptmittel nach Knochenbrüchen. Bis zur endgültigen Heilung etwa 2 Monate lang 3mal täglich Standarddosis.	**Symphytum D 6**
Knochenbrüche mit Verletzung der Knochenhaut; reißende Schmerzen oder ein	**Acidum phosphoricum D 6**

Gefühl, als würden die Knochen «abgeschabt». Bis zur endgültigen Heilung etwa 2 Monate lang 3mal täglich Standarddosis.

Knochenbrüche, die schlecht heilen. Besonders für feingliedrige Menschen, vor allem Kinder, und bei Osteoporose. Bis zur endgültigen Heilung etwa 2 Monate lang 3mal täglich Standarddosis.	**Calcium phosphoricum D 6**

KAPITEL 13

Die homöopathische Hausapotheke

Homöopathische Hausapotheke
für Anfänger 239
Homöopathische Hausapotheke für
Fortgeschrittene 240
Aufbewahrung der Mittel 241

HOMÖOPATHISCHE HAUSAPOTHEKE FÜR ANFÄNGER

Da Anfänger zunächst nur leichte, unkomplizierte Beschwerden selbst behandeln sollten, brauchen sie auch nur einen kleinen Grundstock an homöopathischen Mitteln. Die Wahl der Darreichungsform bleibt dabei dem einzelnen weitgehend selbst überlassen. Wenn Kinder zum Haushalt gehören, empfehlen sich vor allem Streukügelchen (Globuli), Tabletten oder Verreibungen (Pulver, Trituration), da sie keinen Alkohol enthalten.

Arnica D 12
Aconitum D 12
Apis mellifica D 6
Arsenicum album D 12
Belladonna D 6
Bryonia D 6
Cantharis D 6

Cepa D 6
Chamomilla D 12
Gelsemium D 12
Hypericum D 6
Ledum D 6
Nux vomica D 12
Pulsatilla D 12

Zusätzlich: Calendula-Salbe (möglichst eine nach dem Homöopathischen Arzneibuch – HAB – hergestellte Salbe, etwa Calendumed von DHU).

HOMÖOPATHISCHE HAUSAPOTHEKE FÜR FORTGESCHRITTENE

Wer bereits einige Erfahrung mit der homöopathischen Selbstbehandlung gesammelt hat und sich sicher fühlt, kompliziertere Beschwerden selbst zu behandeln, sollte die folgenden Mittel vorrätig haben.

Causticum D 6
Dulcamara D 6
Euphrasia D 6
Ferrum phosphoricum D 6
Hepar sulfuris D 6
Ignatia D 12

Lachesis D 12
Natrium chloratum D 12
Rhus toxicodendron D 12
Silicea D 12
Sulfur D 6
Ruta D 6

Zusätzlich zu dieser Grundausstattung gehören auch alle vom Homöopathen verordneten Mittel in die Hausapotheke sowie andere, die im jeweiligen Haushalt besonders häufig gebraucht werden. Wer z. B. häufiger an Magenbeschwerden vom Typ Antimonium crudum oder an Nierensteinbeschwerden vom Typ Berberis leidet, sollte natürlich auch diese beiden Mittel in die Hausapotheke aufnehmen.

AUFBEWAHRUNG DER MITTEL

Bei richtiger Aufbewahrung sind homöopathische Arzneimittel praktisch unbegrenzt haltbar. Richtige Aufbewahrung heißt vor allem: lichtgeschützt in dunklen Gläschen, kühl und trocken sowie möglichst weit entfernt von Stromquellen einschließlich Fernseher und Radio. Damit scheiden Bad und Küche auf jeden Fall aus. Am besten eignet sich das Schlafzimmer, sofern Sie gern kühl schlafen. Daß auch homöopathische Mittel kindersicher verwahrt werden müssen, versteht sich von selbst. Die homöopathische Reiseapotheke bei heißem Wetter nicht im Auto lassen.

TEIL III

Die homöopathische Materia Medica von A–Z

Wichtige Hinweise zur Benutzung der Materia Medica (Arzneimittelbilder)

Kein Kranker und keine Krankheit zeigen alle der im Arzneimittelbild genannten Symptome. So kommt es etwa bei einer Halsentzündung nur auf die Übereinstimmung der aktuellen Halsbeschwerden mit den Halssymptomen und den Modalitäten des Mittels an. Lesen Sie aber trotzdem das gesamte Symptombild. Erfahrungsgemäß werden Sie häufig weitere Symptome finden, wie zum Beispiel eine bestimmte geistig-seelische Verfassung («sehr anhänglich») oder eine besondere Schlafhaltung («schläft mit den Händen über dem Kopf»), die die Wahl des Mittels bestätigen. Zudem lernen Sie auf diese Weise die wichtigsten Mittel für die Selbstbehandlung genau kennen und erfahren, bei welchen anderen Beschwerden diese auch helfen können.

Die am Ende eines jeden Arzneimittelbildes genannten Modalitäten **V für Verschlimmerung** und **B für Besserung** gelten für alle genannten Symptome.

Etwaige Abweichungen, die sich nur auf einzelne Symptome beziehen, sind unter dem jeweiligen Stichwort gesondert aufgeführt. Dabei gilt: Bei einem einzigen Symptom folgen V oder B nach einem Komma. Beziehen sich die Modalitäten auf mehrere Symptome, folgen V oder B am Ende der Aufzählung entweder nach Semikolon oder einem Punkt. Zum Beispiel: Schmerz, wie von einem Band um den Kopf. V: Druck, Lärm. Oder: Hals trocken rauh; Schluckbeschwerden; B: warme Nahrung (d.h.: Trockenheit und Rauheit des Halses und Schluckbeschwerden werden durch warme Nahrung gebessert).

ACIDUM PHOSPHORICUM

Ein wichtiges Mittel für Beschwerden infolge geistig-seelischer Erschöpfung, besonders durch Kummer. Auch für Schulkinder, die schnell gewachsen sind, und nach schweren akuten Erkrankungen und Infektionen.

SYMPTOMBILD

Geistig-seelisch: Tieftraurig, verzweifelt nach Kummer oder seelischem Schock; will nicht angesprochen werden. Müde, erschöpft durch Verlust von Körperflüssigkeiten oder schnelles Wachstum; teilnahmslos, gleichgültig, unkonzentriert, vergeßlich, begriffsstutzig, Denken verlangsamt.
Kopf: Pressender Schmerz auf der Kopfmitte oder an den Schläfen. Kopfschmerz durch Überanstrengung der Augen oder nach Sex. Vorzeitiges Ergrauen, Haarausfall. Gesicht blaß mit bläulichen Augenringen.
Sinnesorgane: Augen eingesunken, glasig. Pupillen erweitert. Juckreiz in der Nase, bohrt mit dem Finger; Nasenbluten. Lippen trocken, aufgerissen. Zunge geschwollen, trocken. Beißt sich im Schlaf auf die Zunge.
Atmungsorgane: Schwächegefühl in der Brust durch Sprechen. Druck hinter Brustbein beklemmt Atmung. Trockener, kitzelnder Reizhusten. Herzklopfen nach Kummer oder zu schnellem Wachstum bei Kindern.
Verdauung: Vorliebe für Saftiges, kalte Milch. Unwohlsein, Übelkeit nach saurer Nahrung. Sichtbar geblähter Bauch mit lautem Rumpeln, Schmerzen im Nabelbereich. Schmerzloser, weißlicher, wäßriger Durchfall mit vielen Winden, nicht sehr kräftezehrend; bisweilen Inkontinenz.
Harnwege: Urin reichlich, milchig. Nachts häufiger Harndrang.
Gliedmaßen/Rücken: Große Gliederschwäche, besonders in

Armen und Beinen. Krämpfe und reißende Gliederschmerzen besonders nachts. Gefühl, als würden die Knochen «abgeschabt». Juckreiz zwischen Fingern und in Gelenkbeugen.
Haut: Unreine Haut, Akne, Nesselfieber mit Brennen, Kribbeln.
V: Nachts, Kälte, Anstrengung, Aufregung, Zuwendung.
B: Wärme, Schlaf.

BEWÄHRTE INDIKATIONEN FÜR ACIDUM PHOSPHORICUM

Traurigkeit, Niedergeschlagenheit, Gedächtnis- und Konzentrationsstörungen, Haarausfall, unreine Haut, Kopfschmerzen, Verdauungsstörungen, Gliederschmerzen, Müdigkeit.

ACONITUM

Hauptmittel im Frühstadium von Erkrankungen, die verursacht werden durch kalte Witterung, kalte Zugluft oder Schreck und Schock. Beschwerden beginnen plötzlich und heftig. Unerträgliche Schmerzen mit Unruhe, oft Todesangst. Sind Unruhe und Angst nicht vorhanden, ist Aconitum nicht das richtige Mittel.

SYMPTOMBILD

Geistig-seelisch: Vielfältige Ängste, vor dem Tod, vor Menschenansammlungen, Alpträume mit Todesangst.
Kopf: Pochende Schmerzen, Schwindel, Übelkeit beim Aufstehen. Im Liegen eine Wange gerötet, die andere blaß oder beide rot, im Aufstehen beide blaß. Einseitige Schmerzen des Gesichtsnervs bis in Kiefer und Zähne.

Sinnesorgane: Augenlider entzündet, geschwollen; starke Tränenbildung, sehr lichtempfindlich. Ohrenschmerzen; äußeres Ohr heiß, geschwollen, rot; sehr geräuschempfindlich. Nase trocken, verstopft; extrem gesteigerter Geruchssinn; hellrotes Nasenbluten.

Atmungsorgane: Hals rot, trocken; Husten heiser, trocken, kräftezehrend; stechender Brustschmerz; Gefühl, als liege ein Gewicht auf der Brust; Atemnot mit Angst vor Infarkt, Herzrasen, erhöhtem Blutdruck. V: Nachts, nach Mitternacht.

Verdauung: Erbrechen mit starkem Schwitzen, Durst auf viel kaltes Wasser. Blutende Hämorrhoiden, stechende Schmerzen. Übelriechender Stuhl, grünlich, spinatartige Konsistenz.

Harnwege: Urin spärlich, heiß, Schmerzen beim Wasserlassen, aber auch reichlich mit Durchfall und Schwitzen. Urinverhalten mit Schmerzen und Unruhe.

Gliedmaßen: Hände heiß, Füße kalt; taub, kribbelnd, stechende Schmerzen. Gelenke schmerzhaft, geschwollen, taub; jede Bewegung verschlimmert.

Haut: Trocken, heiß, kann Wärme nicht ertragen.

V: Abends, nachts, Wärme, Liegen auf der linken Seite, Berührung.

B: Frische kühle Luft, Ruhe, Schwitzen.

BEWÄHRTE INDIKATIONEN FÜR ACONITUM

Angst, Panikattacken, Schreck-/Schockerlebnisse (auch nach Unfall, Operationen), Schlafstörungen, beginnende Erkältung mit Schüttelfrost, Mandelentzündung, Bindehautentzündung, Ohren-, Kopf- und Zahnschmerzen, Neuralgien, Blasenentzündung, Frühstadium von Windpocken, Masern, Mumps, Keuchhusten.

ALUMINA

Wichtige Merkmale sind Trockenheit der Haut, auch der Schleimhäute, Erschlaffung oder Verkrampfung der Muskulatur sowie die morgendliche Verschlimmerung der Beschwerden. Besonders für ältere Menschen.

SYMPTOMBILD

Geistig-seelisch: Ängstlich, mißmutig, vergeßlich, niedergeschlagen am Morgen, B: im Laufe des Tages. Hastig, eilig. Zeit vergeht langsam.
Kopf: Drehschwindel.
Sinnesorgane: Augenlider brennen, jucken, kleben zusammen. Nase rauh, rissig, verstopft. Mund trocken oder verstärkte Speichelbildung. Zahnschmerz beim Kauen.
Atmungsorgane: Hals trocken, rauh; Schluckbeschwerden, B: warme Nahrung. Gefühl, als stecke ein Kloß in Hals und Brust.
Verdauung: Seltsame Gelüste. Abneigung gegen Fleisch. Ißt nur kleine Bissen. Darmträgheit, auch weiche Stühle gehen nur schwer ab. Stuhl gewöhnlich, aber hart, trocken; Blutungen nach Stuhlgang.
Harnwege: Muß pressen wie beim Stuhlgang.
Weibliche Genitalien: Viel wäßrig-scharfer Ausfluß. Periode zu früh, spärlich, kurz, aber sehr kräftezehrend.
Gliedmaßen: Arme und Beine schwer, schwach, schlafen leicht ein. Stolpert beim Gehen. Brüchige Nägel, Gefühl, als stecke ein Splitter unter den Nägeln.
Haut: Trocken, faltig; Schleimhäute ausgetrocknet. Unerträglicher Juckreiz im warmen Bett.
V: Morgens, nachmittags, Wärme (Bettwärme), Gehen, geringste Mengen Alkohol.
B: Abends, frische Luft, leichte Bewegung.

BEWÄHRTE INDIKATIONEN FÜR ALUMINA

Schlafstörungen, Darmträgheit/Verstopfung, brüchige Nägel, Menstruationsbeschwerden, Trockenheit und Juckreiz der Vagina.

ANTIMONIUM CRUDUM

Ein wichtiges Magenmittel, besonders für kleine Kinder und ältere Menschen, oft mit Gewichtsproblemen. Zentrale Symptome sind Reizbarkeit und dicker weißer Zungenbelag.

SYMPTOMBILD

Geistig-seelisch: Reizbar, nichts ist recht, mürrisch, verdrießlich oder traurig, niedergeschlagen; Kinder wollen nicht berührt oder angeblickt werden.
Kopf: Kopfschmerz nach zuviel Saurem (besonders Wein), Süßigkeiten und Sonne.
Sinnesorgane: Naseneingänge, Oberlippe aufgesprungen, Mundwinkel eingerissen. Dicker weißer Zungenbelag.
Atmungsorgane: Heiserkeit bis Stimmverlust. Husten schlimmer im Warmen, mit Juckreiz auf der Brust.
Verdauung: Appetitmangel, aber Gelüste auf süßsaure Nahrung. Übelkeit, Brechreiz, Aufstoßen, Sodbrennen, sichtbar geblähter Bauch nach dem Essen; schleimig-wäßriger Durchfall mit Klumpen nach saurer Nahrung, Süßigkeiten, Gebäck und Brot.
Gliedmaßen: Schwielen, schmerzhafte, entzündete Hühneraugen. Brüchige Nägel.

Haut: Trocken. Juckreiz bei Bettwärme. Nesselfieber wie Masern oder Bläschen. Warzen.
V: Abends, saure Nahrung, Wein, Hitze, Wasser, kalte Bäder und Umschläge.
B: Im Freien, feuchte Wärme, Ruhe.

BEWÄHRTE INDIKATIONEN FÜR ANTIMONIUM CRUDUM

Nesselfieber, Nahrungsmittelunverträglichkeiten, nervöser Magen, Katerkopfschmerz, Hühneraugen, Schwielen, Warzen, brüchige Nägel, Windpocken.

ANTIMONIUM TARTARICUM

Ein bewährtes Hustenmittel, besonders für bronchitischen Husten mit Schleimrasseln, aber wenig Auswurf, sowie großer Schwäche und Erschöpfung.

SYMPTOMBILD

Geistig-seelisch: Sehr niedergeschlagen, will nicht allein sein.
Kopf: Gesicht blaß, eingesunken, kaltschweißig. Dumpfer Stirnkopfschmerz «wie von einem Band», V: Schließen der Augen, Schlaf. Schwindel. Kinn und Unterkiefer zittrig.
Sinnesorgane: Pastenartiger dicker weißer Zungenbelag, Ränder rot.
Atmungsorgane: Rasselnder Husten mit Erstickungsgefühl, viel zäher, weißer Schleim, schwer abzuhusten, große Erschöpfung; Atemnot.
Verdauung: Übelkeit, Erbrechen, mit Angstgefühl und Er-

schöpfung, besonders nach dem Essen. Verlangen nach saurer Nahrung, besonders nach Äpfeln und Früchten. Trinkt viel kaltes Wasser in kleinen Schlucken.
Gliedmaßen: Allgemeine Schwäche.
Schlaf: Sehr schläfrig und benommen.
V: Abends, nachts (3 Uhr), im Liegen, feuchtwarme Räume.
B: Aufsetzen, nach Aufstoßen, Abhusten, Erbrechen.

BEWÄHRTE INDIKATIONEN FÜR ANTIMONIUM TARTARICUM

Bronchitischer Husten, saure Magenbeschwerden.

APIS MELLIFICA

Mittel für Beschwerden, die den Folgen eines Bienenstichs ähneln. Wichtige Symptome sind Gefühl der Enge, stechende Schmerzen, Ödembildung und Fieber ohne Durst.

SYMPTOMBILD

Geistig-seelisch: Linkisch, unruhig, weinerlich, unkonzentriert.
Kopf: Dumpfer Hinterkopfschmerz wie von einem Schlag, Kopf rot, heiß mit Schwindel. Gesicht geschwollen, rot oder wachsartig blaß.
Sinnesorgane: Augenlider geschwollen, rot, heiß; Tränen heiß, brennend; lichtscheu. Plötzliche stechende Augenschmerzen. Nase geschwollen, rot, entzündet. Mund und Zunge feurig rot, wie gelackt, geschwollen, wund, mit Bläschen, wie verbrannt. Zahnfleisch und Oberlippen geschwollen.
Atmungsorgane: Rachen glänzend rot, wie gelackt, geschwol-

len. Mandeln feurig rot geschwollen. Hals wie zugeschnürt, geschwollen, stechende Schmerzen wie von einer Fischgräte. Heiserkeit. Husten mit Atemnot, V: Liegen, nach Schlaf.
Verdauung: Magen fühlt sich wund an, kein Durst.
Harnwege: Urin spärlich, intensiv gelb; Brennen, Stechen beim Wasserlassen, besonders bei den letzten Tropfen.
Gliedmaßen: Wassereinlagerungen in Knöcheln und Füßen. Knie glänzend geschwollen, stechende Schmerzen.
Haut: Sehr empfindlich, stechende Schmerzen. Plötzliche Schwellungen am ganzen Körper.
V: Hitze in jeder Form, Berührung, spät nachmittags, nach Schlaf, rechte Seite.
B: Frische Luft, kalte Bäder, ohne Zudecke.

BEWÄHRTE INDIKATIONEN FÜR APIS MELLIFICA

Hals-, Mandel-, Zahnfleisch- und Bindehautentzündung, Blasenentzündung, Nesselfieber, Stich- und Splitterverletzungen einschließlich Insektenbisse, Sonnenbrand, Fieber ohne Durst.

ARGENTUM NITRICUM

Ängstliche Erwartung in das Schlüsselsymptom dieses Mittels, das eine Vielzahl vor allem nervöser Beschwerden heilen kann.

SYMPTOMBILD

Geistig-seelisch: Ängstlich, nervös, unruhig, melancholisch, impulsiv. Hat es immer eilig. Zeit vergeht zu langsam. Seltsame Impulse.

Kopf: Dumpfer Schmerz, B: Druck. Pochender Spannungskopfschmerz, auch Migräne durch seelische Belastung, oft mit Schwäche, Zittern und Schwindel mit Ohrsummen. Empfindliche Kopfhaut. Gesichtsneuralgie links. Gesicht blaß, eingefallen.

Sinnesorgane: Sehstörungen, Flecken vor den Augen, verschwommenes Sehen; verträgt kein Licht in warmen Räumen. Mund sehr kälteempfindlich. Zahnschmerz nach kalter oder saurer Nahrung. Zahnfleischbluten.

Atmungsorgane: Räusperzwang durch viel dicken Schleim. Gefühl, als stecke beim Schlucken ein Splitter im Hals.

Brust: Heiserkeit, Atemnot. V: Tabakrauch.

Herz: Herzklopfen. V: Liegen auf der rechten Seite.

Verdauung: Großes Verlangen nach Süßigkeiten. Viele Magenbeschwerden mit schwierigem Aufstoßen, B: Aufstoßen. Magengrube schmerzhaft geschwollen. Sichtbar geblähter Bauch. Wäßriger, grünlicher Durchfall mit Blähungen, spinatartige Konsistenz, V: Aufregung.

Harnwege: Inkontinenz.

Gliedmaßen: Unsicherer Gang, Waden steif und schwach.

V: Wärme in jeder Form, nachts, kalte Nahrung, nach dem Essen, Aufregung.

B: Kälte, frische Luft, Druck, Aufstoßen.

BEWÄHRTE INDIKATIONEN FÜR ARGENTUM NITRICUM

Lampenfieber, Prüfungsangst, Reisefieber, Höhen- und Flugangst, Agoraphobie, Kopfschmerzen, Migräne, nervöse Magen-Darm-Beschwerden.

ARNICA

Unverzichtbares Mittel für körperliche Verletzungen durch Sturz, Schlag und Quetschung. Aber auch sehr hilfreich bei seelischen Verletzungen. Wichtigstes Symptom ist das Gefühl des Zerschlagenseins.

SYMPTOMBILD

Geistig-seelisch: Will allein sein; spricht nicht über Beschwerden, sagt, alles sei in Ordnung. Nervös, überempfindlich, mürrisch. Agoraphobie.
Kopf: Heiß, aber Körper kalt. Schwindel bei leichtester Bewegung.
Sinnesorgane: Übermüdete Augen nach Fernsehen und Arbeit im Nahbereich. Übler Mundgeruch, wie faule Eier. Dunkelrotes Nasenbluten nach Husten.
Atmungsorgane: Heftiger, krampfender, trockener Husten, auch Keuchhusten; Schleim nicht abzuhusten; V: Anstrengung. Brustschmerz bis in den linken Arm.
Verdauung: Appetitverlust. Verlangen nach Essig. Fauliges Aufstoßen mit Übelkeit und Erbrechen. Krampfartiger Schmerz, als wäre der Magen gegen die Wirbelsäule gepreßt. Starker, übelriechender brauner Durchfall.
Gliedmaßen: Der ganze Körper wie zerschlagen oder geprellt. Selbst das Bett ist zu hart. Große Angst vor Berührung und Annäherung.
Haut: Blutergüsse blau bis schwarz. Kleine Furunkel.
Schlaf: Unruhig, schlaflos trotz Übermüdung. Alpträume.
V: Abends, nachts, Berührung, Bewegung, hartes Bett.
B: Ruhe, Liegen.

BEWÄHRTE INDIKATIONEN FÜR ARNICA

Prellungen, Quetschungen, Agoraphobie, seelischer Schock, Schlafstörungen, Müdigkeit, Erschöpfung, Abgeschlagenheit, Verbrennungen, Sonnenbrand, vor und nach Operationen, zahnärztlichen Eingriffen und Geburt.

ARSENICUM ALBUM

Zentrale Symptome sind große, fröstelnde Erschöpfung nach leichtester Anstrengung, brennende Schmerzen, die bis auf die Kopfschmerzen durch Wärme gebessert werden, große Angst und Unruhe sowie die nächtliche Verschlimmerung der Beschwerden. Besonders für Magen-Darm-Beschwerden und Folgen von seelischem Schock.

SYMPTOMBILD

Geistig-seelisch: Große Angst, auch Todesangst mit kaltem Schweiß, körperliche Unruhe. Kann nicht allein sein.
Kopf: Kopfschmerz, B: kalte Umschläge. Kopfschuppen, Haarausfall. Gesicht eingesunken, fleckig, rot. Aufgesprungene Lippen, die brennen.
Sinnesorgane: Entzündete, verschwollene Augen mit brennenden Tränen, auch trockene Augen; sehr lichtempfindlich. Nase verstopft, aber dünner, wäßriger Schleim; Niesanfälle. Zunge trocken, sauber, rot. Zahnfleischbluten; Gefühl, als seien die Zähne zu lang.
Atmungsorgane: Hals geschwollen, zugeschnürt, kann nicht schlucken, brennende Schmerzen. Trockener Husten mit Atem-

not, wenig Auswurf, V: Mitternacht. Brennende Brustschmerzen rechts, B: Aufstehen.
Herz: Herzklopfen, schneller Puls bei geringster Bewegung.
Verdauung: Brennende Schmerzen mit großem Durst auf kaltes Wasser, trinkt in kleinen Schlucken. Übelkeit, Erbrechen nach jedem Essen. Abneigung gegen Obst, Gemüse, Eis, Saures. Angst sitzt im Magen. Dünner, wäßriger, brennender Stuhl, besonders nach dem Essen und nachts. Brennende Hämorrhoiden.
Weibliche Genitalien: Viel dicker, gelber Ausfluß. Periode zu früh, zu stark.
Gliedmaßen: Zittrig, schwach, schwer, Wadenkrämpfe, Muskelzucken.
Haut: Trocken, rauh, schuppig, brennender Juckreiz.
Schlaf: Unruhig, ängstlich. Zähneknirschen, Erstickungsanfälle, schläft mit den Händen über dem Kopf, braucht viele Kopfkissen.
V: Nach Mitternacht, Kälte, feuchtes Wetter, am Meer, Bewegung.
B: Hitze, kalte Getränke.

BEWÄHRTE INDIKATIONEN FÜR ARSENICUM ALBUM

Angstzustände, Panikattacken, Schlafstörungen, Magen-Darm-Infektionen, Kopfschmerzen, Migräne, Neuralgien, Müdigkeit, Erschöpfung, Abgeschlagenheit, Nesselfieber, Haarausfall.

BELLADONNA

Hauptmittel im Frühstadium von plötzlich einsetzenden Beschwerden mit pochenden, pulsierenden Schmerzen und starker Rötung der Haut. Besonderes: bei Fieber kein Durst.

SYMPTOMBILD

Geistig-seelisch: Alle Sinne überempfindlich, jeder Außenreiz ist zuviel. Lebt in eigener Welt, vergißt Umgebung.
Kopf: Pochender Schmerz, besonders in der Stirn, auch in den Schläfen und dem Hinterkopf, V: Liegen, Kauen, Licht, Geräusche, nachmittags. B: Druck. Schwindel, kippt nach links oder nach hinten. Gesicht hochrot, heiß. Gesichtsneuralgie mit Muskelzittern.
Sinnesorgane: Augen starr, glänzend, Pupillen erweitert. Bindehaut rot, trocken, brennender Schmerz. Verträgt kein Licht. Häufiges Nasenbluten, übersteigerter Geruchssinn. Heftige pochende Ohrenschmerzen, oft mit Fieber. Mund, Lippen trocken. Zunge leuchtet erdbeerfarben. Zahnabszesse.
Atmungsorgane: Rachen rot, trocken, wie glasiert, besonders rechts. Gefühl, eingeschnürt zu sein, Schluckbeschwerden. Sehr schmerzhafter Kehlkopf. Trockener Reizhusten, V: nachts.
Weibliche Brust: Pochende Schmerzen, Brüste rot, schwer und sehr schmerzhaft. Rote Streifen von der Brustwarze ausgehend.
Herz: Herzklopfen bei geringster Anstrengung.
Verdauung: Appetitverlust. Großer Durst auf kaltes Wasser. Bauch aufgetrieben, heiß, verträgt keine Berührung. Stuhl dünn, grünlich. Hämorrhoiden.
Harnwege: Häufiger Harndrang, Urin reichlich, aber auch Harnverhalten bei akuter Harnwegsinfektion.
Weibliche Genitalien: Vagina heiß, trocken. Periode zu früh, hellrot, heiß, stark, schmerzhaft, mit dem Gefühl des «Nach-unten-Ziehens».
Gliedmaßen: Kalte Füße und Hände.
Haut: Heiß, trocken, geschwollen, scharlachrot. Bei Fieber brennende, dampfende Hitze der bedeckten Körperteile, will aber zugedeckt sein; Füße eiskalt.
Schlaf: Unruhig. Zähneknirschen.

V: Abends, Hinlegen, Berührung, Geräusche, Erschütterung, Zugluft.
B: Halb aufrechte Position, Ruhe, Druck, Strecken, frische Luft.

BEWÄHRTE INDIKATIONEN FÜR BELLADONNA

Beginnende Erkältung, Hals-, Kehlkopf-, Mandel-, Stirnhöhlen- und Bindehautentzündung, Ohren- und Zahnschmerzen, Zahnfleischentzündung, Abszesse, wunde Haut, Blasenentzündung, Nierenschmerzen, Brustentzündung, Menstruationsbeschwerden, Frühstadium von Windpocken, Masern, Mumps, Keuchhusten, Verbrennungen, Sonnenbrand, Sonnenstich.

BRYONIA

Zentrale Symptome sind starke Reizbarkeit, stechende, reißende Schmerzen, Trockenheit der Schleimhäute und körperliche Schwäche. Die Beschwerden entwickeln sich eher langsam, alles wird schlimmer durch Bewegung.

SYMPTOMBILD

Geistig-seelisch: Extrem reizbar, mürrisch, will seine Ruhe haben. Ängstlich, schnell beunruhigt. Kinder wollen nicht getragen werden.
Kopf: Berstender Kopfschmerz, besonders rechts, V: Bewegung der Augen. Stirnkopfschmerz bei Nebenhöhlenentzündung. Übelkeit, Schwindel beim Aufstehen, in warmen Räumen. Gesicht blaß, gelblich, geschwollen, gedunsen. Haare sehr fettig.
Sinnesorgane: Häufig Nasenbluten vor Beginn der Periode;

auch am Morgen, lindert Kopfschmerz. Schnupfen mit schießendem Stirnkopfschmerz. Ohrgeräusche. Lippen wie Pergament, trocken, rissig. Mund und Zunge trocken. Gelber oder dunkelbrauner Zungenbelag; bei Magenproblemen dick und weiß. Fauliger, bitterer Mundgeschmack.
Atmungsorgane: Trocken mit stechendem Schmerz beim Schlucken. Zäher Schleim, kaum abzuhusten. Trockener, hackender Husten, hält sich die Brust, V: Betreten warmer Räume, Essen, Trinken. B: Aufrecht sitzen. Liegen auf der schmerzhaften Seite.
Weibliche Brust: Brüste empfindlich, heiß, hart. Ziehende Schmerzen in der Zyklusmitte.
Verdauung: Großer Durst auf Wasser, trinkt in langen Zügen. Übelkeit, Schwäche, Schwindel beim Aufstehen. Erbrechen nach Getränken und warmem Essen. Gefühl, als läge ein Stein im Magen. Sehr berührungsempfindlich, V: tief atmen, Husten, Druck. Verstopfung, Stuhl trocken, hart, dunkel, krümelig; aber auch Durchfall durch Hitze, kalte Getränke.
Weibliche Genitalien: Periode zu früh, zu stark. Schmerzen im rechten Eierstock.
Männliche Genitalien: Stiche in Hoden und Samenstrang.
Gliedmaßen/Rücken: Gelenke rot, geschwollen, heiß, stechende Schmerzen, auch im Nacken/Kreuzbein.
V: Morgens, Wärme, heißes Wetter, Bewegung, Berührung, Aufsitzen.
B: Liegen auf schmerzhafter Seite, Druck, Ruhe, Stille, Kälte in jeder Form.

BEWÄHRTE INDIKATIONEN FÜR BRYONIA

Reizbarkeit, Kopfschmerzen, Migräne, Schlafstörungen, bronchitischer Husten, Magen-Darm-Beschwerden, nervöser Magen, Zahnschmerzen, Brustentzündung, Menstruationsstörungen, Masern, Verstauchungen, Zerrungen.

CALCIUM CARBONICUM

Ein großes Konstitutionsmittel, aber auch hilfreich bei akuter Erschöpfung und Schwäche nach Erkrankungen oder Überarbeitung. Besonders für blonde, eher träge Menschen mit feuchtkalter Haut und Neigung zu Übergewicht.

SYMPTOMBILD

Geistig-seelisch: Vielfältige Ängste, vor Unglück, Krankheiten, Verlust des Verstandes. Vergeßlich, unkonzentriert, dickköpfig. Abneigung gegen Anstrengung in jeder Form.
Kopf: Kopfschmerz nach geistiger Arbeit oder Überheben, dabei Hände und Füße eiskalt, B: Niesen. Eisige Kälte in rechter Kopfhälfte. Nachts starker Kopfschweiß. Haarausfall.
Sinnesorgane: Augen leicht ermüdet, lichtempfindlich, vermehrte Tränenbildung morgens und im Freien. Nase trocken, Naseneingänge wund, geschwürig. Nasenpolypen. Erkältung bei Wetterwechsel. Ohren kälteempfindlich, knacken, oft entzündet mit Drüsenschwellung. Hört schlecht. Saurer Mundgeschmack, Zunge nachts trocken, Spitze brennt. Zahnfleischbluten. Empfindliche Zähne. Karies.
Atmungsorgane: Mandeln häufig geschwollen, entzündet. Stechende Schluckbeschwerden. Schmerzlose Morgenheiserkeit. Atemnot bei Anstrengung (Treppensteigen). Kitzelnder Reizhusten nachts. Brust sehr berührungs- und druckempfindlich.
Verdauung: Sodbrennen mit lautem Aufstoßen. Schluckauf mit saurem Erbrechen. Magenkrämpfe. Gelüste nach Eiern, Salz, Süßem. Abneigung gegen Fett, Milch. Appetitverlust nach Überarbeitung. Verträgt nichts Enges um die Taille. Große harte, weißliche Stühle oder Durchfall mit unverdauter Nahrung. Brennende Hämorrhoiden, Analprolaps.

Männliche Genitalien: Vorzeitiger Samenerguß.
Weibliche Genitalien: Brennender Juckreiz der Vagina; milchigweißer Ausfluß. Geschwollene, empfindliche Brüste vor der Periode. Periode zu früh, zu stark, mit Schwindel, Zahnschmerzen, feuchtkalte Füße.
Gliedmaßen: Füße feuchtkalt, Fußsohlen rauh. Wadenkrämpfe. Brüchige Nägel.
Haut: Schlaff, blaß. Wundheilungsstörungen. Nesselfieber.
Fieber: Nachtschweiß, besonders an Kopf, Nacken, Brust. Nachmittags Fieber mit starkem Schweiß und Magenbeschwerden.
V: Abends, nachts, Anstrengung, Kälte, Feuchtigkeit in jeder Form, Stehen, Alleinsein.
B: Trockene Witterung, Liegen auf schmerzhafter Seite, Niesen.

BEWÄHRTE INDIKATIONEN FÜR CALCIUM CARBONICUM

Angst, Müdigkeit, Abgeschlagenheit, Erschöpfung, Schlafstörungen, Migräne, Blähungen, Völlegefühl, unreine Haut, Nesselfieber, wunde Haut, brüchige Nägel, Haarausfall, Beschwerden beim Zahnen, prämenstruelle Beschwerden, Beschwerden in den Wechseljahren.
Wichtig: Calcium carbonicum paßt nicht zu Bryonia. Die Mittel nicht nacheinander geben. Auch Sulfur nicht nach Calcium carbonicum geben.

CALCIUM PHOSPHORICUM

Ähnlich wie Calcium carbonicum, aber besonders für Beschwerden im Gewebebereich, auch in den Knochen. Ebenso für blasse, anämische, zarte, unzufriedene, zappelige Kinder mit Verdauungsschwäche und kalten Händen und Füßen, besonders in der Pubertät.

SYMPTOMBILD

Geistig-seelisch: Mürrisch, vergeßlich, unzufrieden. Immer auf dem Sprung.
Kopf: Kopfschmerz mit Blähungen bei Schulkindern, V: Wetterwechsel, geistige Arbeit.
Zähne: Langsame Zahnentwicklung, aber rascher Verfall durch Karies.
Atmungsorgane: Mandeln geschwollen, Öffnen des Mundes schmerzhaft. Polypen.
Verdauung: Häufiges Erbrechen, häufige Blähungen, B: Aufstoßen. Verlangen nach salzigem, geräuchertem Fleisch. Sehr hungrig und durstig. Magenkrämpfe bei dem Versuch zu essen. Bauchdecke schlaff, eingefallen. Durchfall, besonders beim Zahnen, grünlich, heiß, mit übelriechenden Winden; aber auch harte Stühle mit Blutungen beim Stuhlgang.
Gliedmaßen/Rücken: Kalt, taub, steif, schmerzhaft. Schlafen leicht ein. Gelenk- und Knochenschmerzen; verzögerte Heilung nach Verletzungen.
V: Feuchtkalte Witterung, Wetterwechsel.
B: Warme, trockene Witterung, Sommer, Essen.

BEWÄHRTE INDIKATIONEN FÜR CALCIUM PHOSPHORICUM

Kopfschmerzen, Müdigkeit, Erschöpfung, Abgeschlagenheit, Überarbeitung, Wetterfühligkeit, Karies, Knochenverletzungen, Wachstumsschmerzen.

CALENDULA

Unverzichtbares Mittel zur lokalen Desinfektion, Förderung der Wundheilung und Schmerzlinderung nach Verletzungen, besonders bei Schnitt-, Schürf-, Riß- und Brandwunden. Am besten als Salbe (etwa Calendumed von DHU) oder als Kompresse mit verdünnter Tinktur, auch nach Zahnextraktion.

CARBO VEGETABILIS

Zentrales Symptom ist die körperliche und geistig-seelische Verlangsamung, die sich häufig nach vorangegangener Krankheit zeigt, aber auch bei Verdauungsbeschwerden. Besonders für träge Menschen mit der Neigung zu Übergewicht.

SYMPTOMBILD

Geistig-seelisch: Ängstlich, fürchtet sich vor Geistern und Dunkelheit. Träge, antriebsschwach. Plötzlicher Gedächtnisverlust.
Kopf: Kopfschmerz nach Überessen. Juckreiz der Kopfhaut durch Bettwärme, Haarausfall. Kopf schwer, Hut wird wie ein «Gewicht» empfunden. Gesicht blaß, auch bei Anstrengung, aufgedunsen, kaltschweißig.
Sinnesorgane: Morgens Nasenbluten; auch Nasenbluten nach Anstrengung; Nasenspitze schuppig, rot. Weißer oder gelbbrauner Zungenbelag. Zahnfleischbluten beim Zähneputzen; Parodontitis.
Atmungsorgane: Heiserkeit mit Stimmverlust, V: Sprechen,

abends. Juckreiz im Kehlkopf. Husten mit Brennen in der Brust; Schleimrasseln mit Erstickungsgefühl, V: abends, nach dem Essen, Sprechen. B: Frische Luft.

Verdauung: Hunger mit Schwächegefühl, doch Essen lindert nicht. Magenkrämpfe, die bis in die Brust ausstrahlen, ½ bis 1 Stunde nach dem Essen. Saures Aufstoßen, Sodbrennen. Abneigung gegen Milch, Fleisch, Fett. Sehr langsame Verdauung, sichtbar geblähter Bauch mit übelriechenden Winden, besonders bei stillenden Müttern, B: Aufstoßen, Winde. Verträgt nichts Enges um die Taille.

Gliedmaßen: Schwer, schlafen leicht ein. Waden und Füße kalt. Krämpfe in den Fußsohlen. Rote, geschwollene Frostbeulen an den Zehen.

V: Abends, nachts, Kälte, fette Nahrung, Butter, Kaffee, Milch, Wein, feuchtwarmes Wetter, warme Räume.

B: Frische Luft, Aufstoßen.

BEWÄHRTE INDIKATIONEN FÜR CARBO VEGETABILIS

Müdigkeit, Erschöpfung, Abgeschlagenheit, Konzentrations- und Gedächtnisstörungen nach vorangegangener Krankheit, Magen-Darm-Verstimmung, Sodbrennen, Blähungen, Haarausfall, Krampfadern, Keuchhusten.

CAULOPHYLLUM

Ein wichtiges Mittel zur Vorbereitung der Geburt und zur Heilung von Menstruationsbeschwerden. Die geistig-seelische Verfassung ähnelt Ignatia.

SYMPTOMBILD

Geistig-seelisch: Mürrisch, furchtsam. Sehr reizbar, verkrampft, ruhelos, schlaflos, weinerlich. Will allein sein.
Kopf: Kopfschmerzen, während der Periode besonders links, V: Bücken. Gesicht blaß, feucht.
Verdauungsorgane: Erbrechen während der Periode.
Periode: Zu früh oder zu spät, eher spärlich; sehr kälteempfindlich. Wehenartige ziehende Schmerzen bis in Oberschenkel, Waden, Füße, Zehen.
Gebärmutter: Muskeln und Bänder erschlafft, Senkung bis zum Prolaps. Wundmachender Ausfluß. Wehenschwäche. Nachwehen bis in Leiste ausstrahlend.
Gliedmaßen/Rücken: Rheumatische Schmerzen in kleinen Gelenken (Finger, Handgelenke, Zehen, Knöchel). Empfindliche Wirbelsäule, steifer Rücken.
V: Nachts, Kälte, Lärm.
B: Wärme, Ruhe, Alleinsein.

BEWÄHRTE INDIKATIONEN FÜR CAULOPHYLLUM

Menstruationsbeschwerden, Vorbereitung auf die Geburt und Erschöpfung nach der Entbindung.
Wichtig: Caulophyllum paßt nicht zu Coffea, die Mittel nicht nacheinander geben.

CAUSTICUM

Ein wichtiges Konstitutionsmittel, aber auch hilfreich bei akuten Beschwerden, die mit Brennen, Rauheit und Wundsein einhergehen, und nach seelischer Belastung.

SYMPTOMBILD

Geistig-seelisch: Nervös, unsicher. Traurig, niedergeschlagen, melancholisch, ohne Hoffnung. Weint schnell. Sehr mitfühlend. Furcht vor großen Tieren.

Kopf: Schmerzen im rechten Stirnhöcker. Gesichtsneuralgie durch kalte Luft.

Sinnesorgane: Oberlider schwer, Augen schließen sich unwillkürlich. Untere Lider schwach, wie gelähmt, besonders bei Erkältung. Gefühl, als habe man Sand in den Augen. Ohrgeräusche mit Echogefühl. Trockener Schnupfen, heftige Niesanfälle, Nase verstopft. Zunge schwer. Zahnfleischbluten.

Atmungsorgane: Lähmung der Stimmbänder. Heiserkeit, besonders morgens und abends. Zäher Schleim, kaum abzuhusten, wird eher geschluckt. Husten mit Harninkontinenz, V: Bettwärme, B: kaltes Wasser in kleinen Schlucken.

Verdauung: Häufig plötzliche, stechende Afterschmerzen. Vergeblicher Stuhldrang, Stuhlgang besser im Stehen. Brennende Hämorrhoiden.

Harnwege: Bettnässen, bei Kindern gleich nach dem Einschlafen. Inkontinenz beim Husten, Niesen, Lachen, im Schlaf. Urinverhalten nach Geburt oder Operation.

Gliedmaßen/Rücken: Nachts unruhige Beine. Muskelzucken. Schwache Muskeln und Knöchel, unsicherer Gang. Reißende Gliederschmerzen. B: Bettwärme, Strecken.

Haut: Warzen besonders an den Fingerspitzen und der Nase. Wunde Hautfalten, auch Wolf an den Oberschenkeln. Die Wundheilung nach Brandverletzungen ist gestört, Wiederaufbrechen von Narben. Windeldermatitis beim Zahnen.

V: Nachmittags, nachts, kalter trockener Wind, trockenheiße Witterung.

B: Kalte Getränke, feuchtes Wetter, warmes Einhüllen.

BEWÄHRTE INDIKATIONEN FÜR CAUSTICUM

Traurigkeit, Niedergeschlagenheit, Angst vor großen Tieren, Heiserkeit, Hühneraugen, Warzen, Wundheilungsstörungen, wunde Haut.
Wichtig: Causticum paßt nicht zu Phosphorus, die Mittel nicht nacheinander geben.

CEPA

(früher: Allium cepa)

Wichtiges Erkältungsmittel, besonders bei Nasen-, Augen- und Halsbeschwerden. Die Beschwerden beginnen meist links und wandern dann nach rechts.

SYMPTOMBILD

Kopf: Dumpfe Stirnkopfschmerzen.
Sinnesorgane: Augen sehr lichtempfindlich, starke Tränenbildung, Tränensekret mild. Nase brennt, ätzender wäßriger Schleim, Naseneingänge und Oberlippe wund; heftige Niesanfälle.
Atmungsorgane: Kitzelnder, schmerzhafter Reizhusten, Keuchhusten im Frühstadium (Katarrh) mit Erbrechen und Blähungen.
Harnwege: Häufiger Harndrang mit Brennen beim Wasserlassen.
Gliedmaßen: Spitze stechende Nervenschmerzen nach Verletzungen.
V: Nachmittags, abends, Wärme, Ruhe.
B: Frische Luft, im Freien, kühle Räume.

BEWÄHRTE INDIKATIONEN FÜR CEPA

Erkältungen, Keuchhusten im ersten Stadium (Katarrh), Bindehaut- und Halsentzündung, Heuschnupfen, Nervenschmerzen nach Operationen und Zahnextraktionen, Blasenreizung.

CHAMOMILLA

Eines der wichtigsten Mittel für nervöse, unleidliche Kinder und Erwachsene. Zentrale Symptome sind starke Reizbarkeit, große Unruhe, überschießende Reaktionen und geringe Schmerztoleranz.

SYMPTOMBILD

Geistig-seelisch: Unruhig, ungeduldig. Jämmerlich, trotzig, schnippisch, wütend. Launisch, nichts ist recht, Kinder wollen ständig getragen und gestreichelt werden. Erträgt keine Schmerzen.

Kopf: Pochender Kopfschmerz, Kopf heiß, feuchtkalter Schweiß auf Stirn und Kopfhaut. Eine Wange rot, heiß, die andere blaß, kalt. Muskelzucken im Gesicht, von Lippen und Zunge. Stechender Kiefer- oder Zahnschmerz bis in die Ohren, V: warme Getränke, Kaffee, nachts, Schwangerschaft. B: Eiskaltes Wasser. Schmerzen beim Zahnen, V: warme Räume, B: Bewegung, kalte Getränke.

Sinnesorgane: Heftige schießende Ohrenschmerzen, Ohrenklingeln. Ohren geschwollen, wie verstopft, wund, heiß, macht Patienten ganz verrückt. Nase gereizt, verstopft, ständiger Niesreiz; sehr geruchsempfindlich.

Atmungsorgane: Hals gereizt, wie «zugeschnürt», mit dem Gefühl, einen Kloß im Hals zu haben, Halsdrüsen geschwollen. Kehlkopf rauh; Heiserkeit, Räusperzwang. Kitzelnder, trockener Reizhusten mit Brustenge. Schleimrasseln bei Kindern, viel zäher Schleim mit bitterem Geschmack, schwer abzuhusten.
Verdauung: Stechende Schmerzen in der Magengrube, häufiges fauliges Aufstoßen. Verdauungsstörung nach Ärger. Übelkeit nach zuviel Kaffee. Schweißausbrüche beim Essen und Trinken. Schneidende Blähungsschmerzen bis in die Brust. Ziehende, kneifende Schmerzen vom Bauchnabel bis ins Kreuz. Blähungskoliken mit heißem Schweiß, roten Wangen. Heißer Durchfall nach Ärger mit heftigen, übelriechenden Winden, grünlich, Konsistenz wie Spinat. Durchfall beim Zahnen, After wund, schmerzhafte Hämorrhoiden.
Periode: Stark, mit dunklem Blut; wehenartige, unerträgliche Schmerzen.
Gliedmaßen/Rücken: Schwache Knöchel, Hexenschuß.
Schlaf: Alpträume mit halboffenen Augen; weint, wimmert im Schlaf.
V: Nachts, Hitze, Ärger, im Freien, Wind, Kaffee.
B: Feuchte Wärme (Umschläge, Wetter), Umhertragen bei Kindern, Autofahren.

BEWÄHRTE INDIKATIONEN FÜR CHAMOMILLA

Reizbarkeit, nervöse Unruhe, nervöse Kopfschmerzen, Migräne, Gesichtsneuralgien, Schlafstörungen, Ohren- und Zahnschmerzen, Beschwerden beim Zahnen, Windeldermatitis, nervöse Magen-Darm-Beschwerden, Hämorrhoiden, Menstruationskrämpfe.

CHINA

Bewährt bei Erschöpfungszuständen, besonders nach Flüssigkeitsverlusten und schweren Krankheiten. Wichtiges Symptom ist die periodische Wiederkehr der Beschwerden.

SYMPTOMBILD

Geistig-seelisch: Reizbar, niedergeschlagen, gleichgültig. Plötzliche Wutschreie, dann wieder freundlich, fröhlich. Leicht entmutigt, unkonzentriert, geistige Arbeit fällt schwer. Verträgt keinen Lärm.
Kopf: Heftiger pochender oder berstender Kopfschmerz von Schläfe zu Schläfe, V: im Freien, helles Licht, Gerüche, Lärm. B: Druck, feste Umschläge, Kopfhaut extrem berührungsempfindlich. Gesicht gelblich oder rot geschwollen. Alles schmeckt salzig.
Sinnesorgane: Hörstörungen. Ohrgeräusche. Sehstörungen mit Druck auf Augen. Nasenbluten, heftige, trockene Niesanfälle, sehr geruchsempfindlich.
Atmungsorgane: Schleimrasseln. Heftige, hackende Hustenanfälle nach Lachen und jeder Mahlzeit. Atemnot, V: abends.
Verdauung: Bitteres Aufstoßen ohne Erleichterung. Sodbrennen. Appetitmangel, aber auch Heißhunger. Gelüste auf Saures, Süßes, Kaffee, Alkohol, verträgt dies aber nicht. Ständige Blähungen mit sichtbar geblähtem Bauch, Atemnot und Herzklopfen, besonders nach Obst. Kollern im Bauch mit starken Winden. Langsame Verdauung, Stuhl mit unverdauter Nahrung. Stechende Afterschmerzen.
Periode: Zu früh, zu stark. Dunkle Klumpen, Unterleib sichtbar aufgetrieben, schmerzhaft, eventuell Ohnmachtsanfälle. Ausfluß mit Blutfäden in Zyklusmitte.
Männliche Genitalien: Kräftezehrende Samenergüsse.

Gliedmaßen/Rücken: Glieder- und Gelenkschmerzen wie verstaucht, verträgt keine Berührung. Im Liegen tut der Lendenwirbelbereich weh. Schneidende Wirbelsäulenschmerzen bis in den Kopf.
Haut: Extrem berührungsempfindlich, B: starker Druck.
Fieber: Wechselnd, periodisch wiederkehrend mit Schüttelfrost. Starker Schweiß bei geringster Anstrengung. Nachtschweiß.
V: Nachts, morgens, sanfte Berührung, Zugluft, Verlust von Körperflüssigkeiten, nach dem Essen, Bücken, jeden 2. Tag.
B: Starker Druck, Strecken, Dehnen, im Freien, Wärme.

BEWÄHRTE INDIKATIONEN FÜR CHINA

Kopfschmerzen durch Überarbeitung und Erschöpfung, Sodbrennen, Völlegefühl, Blähungen, Menstruationsbeschwerden.

CIMICIFUGA

Eines der Hauptmittel für Muskel- und Krampfschmerzen der Gebärmutter vor und während der Menstruation. Auch zur Vorbereitung auf die Geburt sowie zur Schmerzlinderung unter und nach der Geburt. Eine Einnahme während Schwangerschaft und Geburt ist nur nach Absprache mit Arzt und Hebamme zu empfehlen.

SYMPTOMBILD

Geistig-seelisch: Ausgeprägte körperliche und geistig-seelische Unruhe, sehr gesprächig, wechselt ständig das Thema.

Stimmungsschwankungen; traurig, kummervoll, fürchtet Unheil, dann wieder fröhlich, verspielt. V: Vor der Periode. B: Einsetzen der Periode.

Kopf: Schmerz beginnt am Hinterkopf, häufig links, nach außen pressend; auch migräneartig. Gefühl, als ob sich das Gehirn öffne und schließe; häufig während der Periode und in den Wechseljahren.

Sinnesorgane: Augäpfel schmerzhaft, wie «zusammengepreßt». Verträgt kein künstliches Licht. Ohrenklingeln; sehr geräuschempfindlich.

Herz: Herzklopfen mit Herzschmerz, der zum linken Arm ausstrahlt.

Verdauung: Übelkeit, Erbrechen, besonders während der Periode.

Gebärmutter: Vor und während der Periode schmerzhafte Krämpfe quer durchs Becken von Hüfte zu Hüfte, bis in die Brust. Eierstockschmerzen strahlen bis in Bauch und Oberschenkel aus. Starke Nachwehen, kann Schmerz nicht mehr ertragen.

Periode: Zu früh, zu spät, stark oder spärlich. Schmerzen nehmen mit Blutungsstärke zu.

Gliedmaßen: Schießende oder krampfartige Muskel- und Gliederschmerzen, Steifheit.

V: Morgens, Kälte (außer Kopfschmerz).

B: Wärme, Essen.

BEWÄHRTE INDIKATIONEN FÜR CIMICIFUGA

Prämenstruelle Beschwerden mit Kopfschmerz bzw. Migräne, schmerzhafte, starke oder unregelmäßige Menstruation, Vorbereitung auf die Geburt, Regulation der Wehentätigkeit, Schmerzlinderung unter und nach der Geburt.

COCCULUS

Wichtiges Mittel für weitgehend nervlich bedingte Beschwerden, die mit Antriebsschwäche und Lähmungsgefühlen einhergehen. Alle Beschwerden werden durch Essen schlimmer.

SYMPTOMBILD

Geistig-seelisch: Traurig, spricht wenig, leicht gekränkt, abwesend, scheu, sanft. Besonders nach Kummer, Trauer. Wenig belastbar, schwer von Begriff. Zeit vergeht zu schnell.
Kopf: Hinterkopf- oder Stirnschmerz mit Übelkeit und ständigem Schwindel durch Sorgen, Schlafmangel, Überarbeitung und Autofahren. Gesichtsneuralgie, V: nachmittags. Gesicht grünlichgelb.
Verdauung: Reiseübelkeit. Abneigung gegen Essen, Essensgerüche und Tabakdunst. Schmerzhafter, sichtbar geblähter Bauch führt zu mitternächtlichem Erwachen. Blähungskoliken besonders während der Schwangerschaft, B: Liegen auf wechselnden Seiten.
Periode: Unregelmäßig, zu früh, reichlich, dunkel, klumpig, mit schmerzhaftem Druck in der Gebärmutter; schneidende, zusammenziehende Schmerzen; große allgemeine Schwäche während der Periode, kann sich kaum aufrecht halten.
Gliedmaßen/Rücken: Hände zittern beim Essen, je höher die Hand gehalten wird, desto schlimmer. Hände und Arme schlafen leicht ein. Weiche, knackende Knie. Kreuz wie gelähmt, Schultern und Arme wie geprellt.
Schlaf: Gähnkrämpfe. Schlaflosigkeit trotz Übermüdung, besonders bei Nachtarbeitern und stillenden Müttern.
V: Nachmittags, Essen, Schlafmangel, Reisen, Geräusche, Lärm, Periode, seelische Belastung.
B: Liegen, Ruhe.

BEWÄHRTE INDIKATIONEN FÜR COCCULUS

Kopfschmerzen durch Überarbeitung, Traurigkeit, Niedergeschlagenheit, Müdigkeit, Erschöpfung, Abgeschlagenheit, Schlafstörungen, nervöse Magen-Darm-Beschwerden, Morgenübelkeit und Erbrechen während Schwangerschaft, unregelmäßige schmerzhafte Menstruation, Reiseübelkeit.

COFFEA

Wirkt besonders auf das zentrale Nervensystem. Zentrale Symptome sind große Erregbarkeit, geringe Schmerztoleranz. Auch bei Folgen von zuviel Kaffee – Kaffeekonsum einschränken!

SYMPTOMBILD

Geistig-seelisch: Geistig überdreht, ein Gedanke jagt den anderen. Intelligent, rasche Auffassungsgabe, aber wenig Ausdauer. Schnell erregt, kann nicht schlafen, auch vor Freude nicht. Fröhlich. Lacht und weint gleichzeitig. Immer in Bewegung. Kann auch leichteste Schmerzen nicht ertragen.
Kopf: Stechende, spitze Kopfschmerzen wie von einem Nagel. Auch Gesichtsneuralgie durch kalten Wind, V: im Freien.
Gesicht: Trocken, heiß, mit roten Wangen.
Sinnesorgane: Gehör und Geruchssinn überempfindlich. Hört leiseste, aber auch nicht vorhandene Geräusche.
Mund: Unerträglicher Zahnschmerz, B: eiskaltes Wasser, Eislutschen.
Herz: Unregelmäßiges Herzklopfen, besonders nach freudiger Überraschung.

Verdauung: Großer Hunger. Erträgt nichts Enges um die Taille.
Weibliche Genitalien: Starker vaginaler Juckreiz. Erhöhte Libido.
Periode: Periode zu früh, zu lange, hellrot oder dunkel, mit Klumpen.
Schlaf: Gedankenfülle hindert am Einschlafen. Erwacht am frühen Morgen, kann danach nur noch dösen. V: Wein.
V: Nachts, kalte Luft, kalter Wind, Aufregung, Gerüche, Lärm, im Freien, Bewegung, Wein, Kaffee.
B: Wärme, Liegen, Eislutschen.

BEWÄHRTE INDIKATIONEN FÜR COFFEA

Nervöse Unruhe, Überaktivität, Schlafstörungen, Kopfschmerzen, Neuralgien, Zahnschmerzen, Menstruationsbeschwerden.

COLOCYNTHIS

Zentrales Symptom sind schwere neuralgische Schmerzen vor allem im Kopf- und Bauchbereich, die sich fast immer durch Druck lindern lassen. Besonders für sehr reizbare, ärgerliche Menschen mit Neigung zu Übergewicht.

SYMPTOMBILD

Geistig-seelisch: Sehr reizbar. Kann Fragen nicht ertragen. Ärgerlich, empört durch Kränkung, Beleidigung.
Kopf: Heftiger bohrender oder brennender Schmerz in rechter Schläfe oder linker Kopfhälfte, B: Wärme, Druck. Schwindel bei

schneller Kopfbewegung. Gesichtsneuralgie, besonders links, B: starker Druck.

Sinnesorgane: Schneidender Schmerz im Augapfel, V: Bücken. Lidzucken. Echohören.

Zähne: Gefühl, als seien die Zähne zu lang. Magenschmerzen immer mit Kopf- und Zahnschmerzen.

Verdauung: Bitterer Mundgeschmack. Schneidender, quälender Bauchschmerz zwingt dazu, sich zu krümmen, V: Obst, Gehen. B: Druck. Dünne, geleeartige, gelbe Stühle nach Ärger, Obst und eiskalten Getränken bei überhitztem Körper.

Harnwege: Häufiger Harndrang, wenig Urin. Beim Wasserlassen Brennen mit Schmerzen im ganzen Bauch. Nierenschmerzen, besonders links.

Periode: Verspätet, unterdrückt mit krampfenden Schmerzen, B: starkes Sichkrümmen. Krampfschmerzen im linken Eierstock und in der Gebärmutter.

Gliedmaßen/Rücken: Krampfender Schmerz von der Hüfte bis zum Knie, besonders links, B: Sitzen, Liegen auf schmerzhafter Seite. Muskeln «wie zusammengeschnürt». Plötzliche heftige Schmerzanfälle in Becken, Kreuz und Hüften, B: Sichkrümmen.

V: Abends, nachts, Ärger, Empörung, Aufregung, Essen, Getränke.

B: Sichkrümmen, starker Druck, Ruhe, Liegen auf schmerzhafter Seite, Wärme.

BEWÄHRTE INDIKATIONEN FÜR COLOCYNTHIS

Reizbarkeit, Kopfschmerzen, Gesichtsneuralgie, Durchfall, nervöse Magen-Darm-Beschwerden, Blasenentzündung, Nierenkoliken, Menstruationskrämpfe.

DULCAMARA

Unverzichtbares Mittel für Beschwerden, die besonders bei feuchtkaltem Spätsommerwetter auftreten, vor allem Erkältungen mit starker Schleimhautabsonderung und rheumatischen Symptomen.

SYMPTOMBILD

Geistig-seelisch: Verwirrt.
Kopf: Hinterkopf schmerzhaft, schwer, kühl durch Kälte. Braune Krusten auf der Kopfhaut, die beim Kratzen bluten. Gesichtsneuralgie durch Kälte.
Sinnesorgane: Erkältung geht immer auf die Augen. Dicker, gelber Schleim; bei Heuschnupfen viele wäßrige Tränen, V: im Freien. Ohrenschmerzen. Nase verstopft bei Kälte und Regen. Zunge rauh, kratzig. Lippen wund.
Atmungsorgane: Trockener oder schleimiger Husten. Auch krampfiger Husten und Keuchhusten mit viel Schleim. Quälender trockener Winterhusten. Husten nach körperlicher Anstrengung.
Verdauung: Abneigung gegen Nahrung, aber heftiger, brennender Durst auf eiskaltes Wasser. Schneidender Schmerz im Nabelbereich. Sodbrennen, Übelkeit, Erbrechen mit Schüttelfrost. Bei feuchtkaltem Wetter grünlichgelber Durchfall.
Harnwege: Häufiger Harndrang nach Verkühlung (Sitzen auf kalten Steinen).
Gliedmaßen/Rücken: Füße eiskalt, Hände schweißig. Nacken-Schulter-Bereich schwer, lahm und nach feuchter Kälte steif. Lahmes Kreuz.
Haut: Trocken. Nesselfieber durch Kälte oder saure Nahrung. Ausschlag vor der Periode. Bei feuchtkaltem Wetter ständiger Juckreiz.

V: Feuchte Kälte jeder Art.
B: Wärme (äußerlich), Bewegung.

BEWÄHRTE INDIKATIONEN FÜR DULCAMARA

Wetterfühligkeit, Erkältung mit Schnupfen, Gesichtsneuralgie, Ohrenschmerzen, Nesselfieber, Magen-Darm-Erkältung, Blasenentzündung, Keuchhusten.

EUPHRASIA

Das wichtigste Mittel für Augenbeschwerden. Zentrales Symptom sind beißende Tränen, aber milder Schnupfen.

SYMPTOMBILD

Kopf: Dumpfer Erkältungskopfschmerz mit starkem Tränenfluß und Nasenschleim. Heftiger, berstender Kopfschmerz, dabei Augen «wie geblendet». Gesicht heiß, gerötet. Oberlippe steif.
Augen: Bindehautreizung durch Zugluft, Bindehautentzündung. Augen schwimmen in wäßrigen, beißenden Tränen. Aber auch dickes, wundmachendes Augensekret. Klebriger Schleim verklebt die Augenlider und stört die Sicht. Blinzelt dauernd.
Nase: Viel dünner, wäßriger Fließschnupfen.
Atmungsorgane: Heftiger Husten mit starkem Auswurf, bisweilen mit Erbrechen. Keuchhusten mit starkem Tränenfluß nur am Tag.
Haut: Frühstadium von Masern mit Augenbeschwerden.

V: Sonnenlicht, helles Kunstlicht, warmer Wind, warme Räume.
B: Reiben, Dunkelheit, Kaffee.

BEWÄHRTE INDIKATIONEN FÜR EUPHRASIA

Schnupfen, Heuschnupfen, Überanstrengung der Augen, Bindehautentzündung, Frühstadium von Masern, Keuchhusten.

FERRUM PHOSPHORICUM

Wichtiges Mittel im Frühstadium von Erkältungen und fieberhaften Erkrankungen. Beschwerden setzen zügig ein, aber nicht so plötzlich wie bei Aconitum und Belladonna. Zentrales Symptom sind ausgeprägte Schwäche und anämisches Aussehen im Wechsel mit vorübergehendem Erröten und Bewegungsdrang.

SYMPTOMBILD

Geistig-seelisch: Nervös, reizbar, empfindlich. Verträgt keine Geräusche.
Kopf: Heftiger, pochender Kopfschmerz, oft mit Schwindel, häufig nach zuviel Sonne, B: Nasenbluten. Sehr berührungsempfindlich, B: kalte Umschläge. Gesicht gerötet, Wangen heiß, wund. Gesichtsneuralgie, V: Bücken, Kopfschütteln.
Sinnesorgane: Augen schmerzhaft, brennend, rot. Hörstörungen, Ohrgeräusche; äußeres Ohr gerötet. Hellrotes Nasenbluten, besonders im Frühstadium einer Erkältung.
Atmungsorgane: Hals rot, wund, geschwürig, Mandeln rot, geschwollen. Rauher Hals durch viel Singen und Reden. Kurzer, kruppartiger, schmerzhafter, krampfiger Husten, der auch kit-

zelt, V: im Freien, nachts. Beim Atmen stechende Schmerzen bis tief in die Brust. Keuchhusten mit Heiserkeit oder völligem Stimmverlust.

Verdauung: Wechselnder Appetit. Saures Aufstoßen, Sodbrennen. Abneigung gegen Milch und Fleisch. Magenschmerz nach Essen, durch Druck. Erbrechen unverdauter Nahrung mit Gallenflüssigkeit. Verlangen nach Stimulanzien. Wäßriger Stuhl mit unverdauter Nahrung. Hämorrhoiden.

Harnwege: Inkontinenz beim Husten.

Gliedmaßen/Rücken: Steifer Nacken, rheumatische Schulterschmerzen bis in Brust und Hände. Handflächen heiß, Hände schmerzhaft geschwollen. Rücken verkrampft.

Haut: Nachtschweiß bei Anämie.

Schlaf: Unruhig, Angstträume.

V: Abends, nachts, frühmorgens, Bewegung*.

B: Liegen, kalte Anwendungen, Bewegung*.

BEWÄHRTE INDIKATIONEN FÜR FERRUM PHOSPHORICUM

Erkältung, grippaler Infekt, Ohrenschmerzen, Nasenbluten, Keuchhusten.

GELSEMIUM

Hauptmittel bei Erkältungen und fieberhaften Erkrankungen sowie nervösen Beschwerden, die sich langsam entwickeln. Zentrale Symptome sind ausgeprägte Müdigkeit und ängstliche Schwäche mit Zittern und Schwindel.

---

* Bewegung kann bessern oder verschlechtern.

SYMPTOMBILD

Geistig-seelisch: Benommen, gleichgültig. Ängstlich erregt oder völlig furchtlos. Lampenfieber. Gedächtnis- und Konzentrationsschwäche. Will allein sein.

Kopf: Pressender Kopfschmerz wie von einem Band um den Kopf, der bis in Ohren oder Kinn ausstrahlt, mit Sehstörungen und Schwindel. Auch Hinterkopfschmerz bis in Nacken und Schultern. Gesichtsneuralgie. B: Druck, erhöhte Kopflage. Gesicht bei Fieber heiß, dunkelrot, schwer.

Sinnesorgane: Augen blutunterlaufen, Sehstörungen; Schmerzen über und im Auge. Schwäche des Augenmuskels mit Schwindel und Doppeltsehen; schwere Augenlider. Ohrenschmerzen, die vom Rachen ausgehen, Hörstörungen. Erkältungsfließschnupfen mit Kopfschmerz und Schwindel. Wäßriger, wundmachender Schnupfen mit Niesreiz, Kitzeln und «Völlegefühl» an der Nasenwurzel. Zunge taub, zittrig, kann nicht richtig sprechen.

Atmungsorgane: Fauliger Atem. Gefühl, einen Kloß im Hals zu haben, Schluckbeschwerden. Hals und Mandeln rauh, geschwollen. Schmerzen vom Rachen bis in die Ohren. Trockener Husten mit Fließschnupfen. Langsame Atmung mit Schwäche und Beklemmungsgefühl der Brust. Stimmverlust.

Herz: Gefühl, als bleibe das Herz stehen, wenn nicht dauernd in Bewegung.

Verdauung: Kein Durst. Schwäche und Leere in der Magengrube. Nervöser Durchfall durch Aufregung oder Angst. Stuhl- und Harninkontinenz.

Periode: Zu spät, spärlich, Schmerzen bis in Kreuz und Hüften.

Gliedmaßen/Rücken: Schmerzhafte Glieder- und Muskelschwäche. Zittern von Händen und Füßen. Tiefsitzende, dumpfe Rückenschmerzen, wie geprellt. Jede Anstrengung ist zuviel.

Haut: Heiß, trocken. Masernartiger Ausschlag mit Juckreiz.

Schlaf: Unruhig, ängstlich. Schlaflos durch Erschöpfung.
Fieber: Starkes Zittern, will gehalten werden.
V: Vormittags, feuchtes Wetter, Nebel, vor Gewitter, Wetterwechsel, Aufregung, seelische Belastung, Nikotin.
B: Frische Luft, Bewegung, viel Wasserlassen, Aufrechtsitzen, Bücken, Stimulanzien.

BEWÄHRTE INDIKATIONEN FÜR GELSEMIUM

Lampenfieber, Prüfungsangst, Reisefieber, Schlafstörungen, Erkältung, grippaler Infekt, Kopfschmerzen, Migräne, Muskel- und Gliederschmerzen, Masern.

HAMAMELIS

Unverzichtbares Mittel für venöse Stauungen, besonders Hämorrhoiden und Krampfadern. Zentrale Symptome: Alle Beschwerden werden schlimmer durch Wärme, feuchte Luft, Bewegung und während der Periode. Auch als Salbe und Tinktur zur äußerlichen Anwendung.

HEPAR SULFURIS

Eines der Hauptmittel für eitrige Prozesse. Zentrale Symptome sind große Wärmebedürftigkeit, starke Erkältungsneigung; alle Beschwerden werden schlimmer durch Kälte.

SYMPTOMBILD

Geistig-seelisch: Überempfindlich, sehr schnell verärgert, jähzornig, zänkisch. Braucht ständig Abwechslung, aber immer unzufrieden. Spricht schnell, hastig. Auch geringe Schmerzen werden als unerträglich empfunden.
Kopf: Gesichtsneuralgie rechts. Oberlippe aufgerissen.
Sinnesorgane: Augen rot, entzündet, dicker, gelblicher Eiter verklebt die Lider am Morgen; sehr lichtempfindlich. Spitze stechende Ohrenschmerzen und Hörstörungen beim Naseschnauben; eitriger Ausfluß; äußeres Ohr ist rot, heiß und juckt. Erkältungsschnupfen mit Niesanfällen nach jedem kalten Wind; reichlich grüngelber Nasenschleim. Geruchssinn übersteigert oder Geruchsverlust. Unangenehmer, fauliger Mundgeruch, reichlich Speichel; eitrige Geschwüre in der Mundhöhle, bitterer Mundgeschmack.
Atmungsorgane: Halsschmerzen wie von einem Splitter, die beim Gähnen bis in die Ohren ausstrahlen, Schluckbeschwerden. Drohende Vereiterung der Mandeln. Husten: Trocken, heiser, V: Gehen. Trocken, rasselnd, V: Kälte, Zugluft. Krächzend, erstickend, biegt den Kopf nach hinten, um Luft zu bekommen, V: trockene, kalte Luft.
Verdauung: Liebt Saures, Pikantes, Abneigung gegen Fett. Morgendliche Übelkeit mit häufigem Aufstoßen ohne Geruch und Geschmack. Schweregefühl im Magen auch nach leichtem Essen. Stuhl sauer, übelriechend, unverdaut. Auch weicher Stuhl ist schwer zu entleeren.
Haut: Heilt schlecht, jede kleine Verletzung eitert. Rissige Haut, besonders an Händen und Füßen. Unreine Haut mit eitrigen Pickeln. Starker Schweiß, klebrig, übelriechend, sauer, besonders bei Fieber.
V: Gegen Morgen, trockene Kälte, Zugluft, Berührung. Liegen auf schmerzhafter Seite.
B: Wärme, Einhüllen des Kopfes, feuchtes Wetter.

BEWÄHRTE INDIKATIONEN FÜR HEPAR SULFURIS

Wetterfühligkeit, Nebenhöhlen-, Hals- und Kehlkopfentzündung, Abszesse, Furunkel.

HYPERICUM

Neben Arnica das wichtigste Mittel bei Verletzungen von nervenreichem Gewebe, z. B. Quetschungen und Prellungen der Nägel und Finger, Beschwerden nach Zahnbehandlung, nach Operationen und Geburt. Auch als Tinktur zur äußerlichen Anwendung.

IGNATIA

Ein bewährtes Mittel für Folgewirkungen von Sorgen und Kummer, auch Liebeskummer. Zentrale Symptome sind Überempfindlichkeit der Sinnesorgane und Unverträglichkeit von Tabak(dunst).

SYMPTOMBILD

Geistig-seelisch: Schnelle Stimmungsschwankungen. Introvertiert, verschlossen, schweigsam, niedergeschlagen, melancholisch, weinerlich. Seufzt und schluchzt viel. Schlaflos vor Kummer.

Kopf: Nervöser Kopfschmerz wie von einem inneren Nagel. Spannungskopfschmerz nach Ärger, Streit, Trauer oder bei Periode; häufig mit Sehstörungen (Zickzacklinien). Muskelzucken im Gesicht. Gesichtsfarbe wechselt bei Ruhe.
Sinnesorgane: Saurer Mundgeschmack, V: Kaffee, Rauchen. Beißt sich leicht auf das Wangeninnere.
Atmungsorgane: Stechende Schmerzen oder Kloß im Hals, B: feste Nahrung. Trockener, krampfiger Husten mit viel Seufzen.
Verdauung: Saures Aufstoßen, starke Blähungen, Völlegefühl, Aufstoßen, Schluckauf. Kneifende, kolikartige Bauchkrämpfe, oft einseitig. Stechende Afterschmerzen von innen nach außen oder mit Einschnürungsgefühl nach Stuhlgang. Hämorrhoiden, Analprolaps. Durchfall oder Verstopfung durch seelische Belastung, Appetit auf deftige, fette Speisen.
Harnwege: Viel wäßriger Urin. Urinverhalten während Periode.
Periode: Zu früh, zu stark oder zu schwach, dunkel bis schwarz, Krämpfe, fühlt sich sehr erschöpft und müde.
Gliedmaßen: Gliederzucken, Wadenkrämpfe, besonders im Schlaf.
Haut: Sehr empfindlich gegen kalte Zugluft, Neigung zu allergischen Ausschlägen und Juckreiz.
V: Morgens, im Freien, nach dem Essen, Kaffee, Nikotin, Tabakdunst, Aufregung, äußere Wärme.
B: Beim Essen, Lagewechsel.

BEWÄHRTE INDIKATIONEN FÜR IGNATIA

Traurigkeit, Niedergeschlagenheit, Stimmungsschwankungen, Schlafstörungen, nervöse Kopfschmerzen, Katerkopfschmerzen, nervöse Magen-Darm-Beschwerden, Menstruationsschmerzen, Übelkeit in der Schwangerschaft, Stillprobleme.
Wichtig: Ignatia paßt nicht zu Coffea, Nux vomica und Tabacum, die Mittel nicht hintereinander geben!

KALIUM BICHROMICUM

Mittel bei Erkältungen mit starken zähklebrigen Absonderungen der Schleimhäute. Bewährt auch bei rheumatischen Beschwerden. Für eher phlegmatische Kinder und Erwachsene.

SYMPTOMBILD

Geistig-seelisch: Müde, erschöpft.
Kopf: Kopfschmerzen mit Übelkeit, Schwindel beim Aufstehen, vorher oft Sehstörungen. Wandernde, stechende Schmerzen, besonders auf der Stirn. Empfindliche Kopfhaut.
Sinnesorgane: Augenlider geschwollen, entzündet, mit gelben Schleimfäden verklebt; starker Tränenfluß, sehr lichtempfindlich. Stechende Ohrenschmerzen, besonders links. Ständiges Schniefen bei Kindern. Erkältungsschnupfen mit zähem, klebrigem, grünlichgelbem Schleim, der Fäden zieht; Schleim klebt im Hals. Auch chronische Stirnhöhlenentzündung mit verstopfter Nase. Geschwüre der Nasenschleimhäute, Löcher in der Nasenscheidewand, wie ausgestanzt. Zunge gelb belegt oder glänzend rot, trocken, gefurchte Oberfläche wie eine Landkarte.
Atmungsorgane: Rachen eng, rot, entzündet; Mandeln und Ohrspeicheldrüsen geschwollen. Rasselnder Husten, viel zäher, gelber, fädiger Schleim.
Verdauung: Magengrimmen mit Blähungen direkt nach dem Essen. Schleimiges Erbrechen. Mag Bier, verträgt es aber nicht.
Harnwege: Gefühl, als bliebe der letzte Tropfen Urin beim Wasserlassen zurück.
Gliedmaßen/Rücken: Magenprobleme und rheumatische Beschwerden im Wechsel. Rheumatische Schmerzen gehen und kommen sehr schnell, wandern durch den ganzen Körper, oft nur an kleinen Stellen und in Gelenken. Weit ausstrahlende Schmerzen bis in Kreuz und Steißbein.

V: Morgens; kalte Luft, feuchtes Wetter (Erkältung); heißes Wetter, Wetterwechsel (rheumatische Beschwerden).
B: Wärme, Bewegung (rheumatische Beschwerden außer Ischiasschmerzen).

BEWÄHRTE INDIKATIONEN FÜR KALIUM BICHROMICUM

Schnupfen, Nebenhöhlenentzündung, Magen-Darm-Verstimmung, rheumatische Beschwerden, Wetterfühligkeit.

LACHESIS

Ein weitreichendes Mittel mit Schwerpunkt auf der geistig-seelischen Ebene. Keineswegs nur für Frauen. Zentrale Symptome: Erträgt nichts Enges an Hals und Körper, redet unablässig. Alle Beschwerden schlimmer nach Schlaf. Die körperlichen Beschwerden treten bevorzugt links auf.

SYMPTOMBILD

Geistig-seelisch: Starke Stimmungsschwankungen. Niedergeschlagen, ängstlich, mißtrauisch, eifersüchtig, rachsüchtig, ruhelos, V: morgens. Abends hellwach, arbeitet und lernt am liebsten bis in die späte Nacht. Redet wie ein Wasserfall, sprunghaft, unkonzentriert.
Kopf: Neuralgische Kopf- und Gesichtsschmerzen bis in Nacken und Schultern, besonders links, mit Drehschwindel und Übelkeit. Kopfschmerzen beim Gehen und nach zuviel Sonne. Gesicht fleckig rot, geschwollen, aber auch gelblichblaß.

Sinnesorgane: Alle Sinne übersteigert oder gestört. Häufiges Nasenbluten. Fließschnupfen mit Kopfschmerz. Zahnfleisch geschwollen, blutet leicht. Zunge geschwollen, rot, zittrig, brennende Schmerzen, rauhe, wunde Flecken wie abgeschabt. Zahnschmerz bis in die Ohren.
Atmungsorgane: Rachen und Mandeln dunkelrot. Mandelentzündung beginnt links. Schluckbeschwerden, feste Nahrung leichter zu schlucken als Getränke. Sehr berührungsempfindlich, erträgt nichts Enges am Hals. Erstickender Husten mit Atemnot nach dem Schlafen, Lufthunger, muß Kleidung und Fenster öffnen.
Herz/Kreislauf: Erwacht aus dem ersten Schlaf mit Beklemmungsgefühlen, Atemnot, Schwindel, Übelkeit, Herzangst oder Kopfschmerzen.
Verdauung: Nagender Hunger, muß sofort essen. Vorliebe für Alkoholisches. Erträgt nichts Enges um die Taille. Übelriechender Stuhl, häufig Verstopfung mit Hämorrhoiden, schmerzhafter Stuhlgang.
Weibliche Genitalien: Periode unregelmäßig, zu früh, zu spärlich. Prämenstruelle Beschwerden, B: mit Beginn der Blutung. Schmerzen im linken Eierstock. Beschwerden in den Wechseljahren: Hitzewallungen, schwitzt fast ständig mit starkem Geruch, Herzrasen/Ohnmachtsgefühle, Schlaflosigkeit.
Männliche Genitalien: Sexuelle Übererregung.
Rücken/Gliedmaßen: Schmerzen im Steißbein, B: Aufstehen. Ischiasschmerzen rechts, B: Liegen. Schienbeinschmerzen. Dunkelrote bis schwärzliche Krampfadern, offene Beine.
Haut: Heiß und verschwitzt. Verletzte oder entzündete Bereiche bläulichrot.
V: Morgens, nach dem Schlaf (auch mittags), warme Räume, warme Bäder, heiße Getränke, Druck, enge Kleidung, im Frühling, Wetter- und Klimawechsel von kalt nach warm, warmer Südwind, feuchtwarmes Wetter, Wein.
B: Frische Luft, warme Anwendungen, Beginn der Periode.

BEWÄHRTE INDIKATIONEN FÜR LACHESIS

Traurigkeit, Niedergeschlagenheit, Unruhe, Schlafstörungen, Wetterfühligkeit, Halsentzündung, Menstruations- und Wechseljahrsbeschwerden, Insektenstiche, Mumps.

LEDUM

Das wichtigste Mittel für Stichverletzungen (Nähnadel, Nägel, Gartengeräte, Rechen, Dornen, auch Insekten), punktförmige Prellungen (auch durch Zweig oder Ast im Augenbereich) sowie Zerrungen und Verstauchungen. Zentrales Symptom: Wunde kalt, aber Besserung durch Kälte. Auch als Tinktur zur äußerlichen Anwendung.

LYCOPODIUM

Ein tiefwirkendes Mittel für geistig aktive, aber unsichere und körperlich geschwächte Menschen, auch für Kinder. Zentrales Symptom: Vorzeitig gealtertes Aussehen, schlechter Esser. Die körperlichen Beschwerden beginnen meist rechts und wandern häufig nach links.

SYMPTOMBILD

Geistig-seelisch: Äußerst reizbar, erträgt keinen Widerspruch. Ehrgeizig, mit ständiger Angst vor Mißerfolg. Konzentrations- und Gedächtnisstörungen bei Überlastung. Kinder wirken älter und altklug, oft sind sie schlecht gelaunt. Melancholisch. Abneigung gegen Gesellschaft, aber Angst vor Einsamkeit. Alle Sinne übersteigert.

Kopf: Spannungskopfschmerz, besonders, wenn regelmäßige Mahlzeiten fehlen, V: Liegen. Pochender Kopfschmerz nach Husten. Vorzeitiger Haarausfall; starke Querfalten auf der Stirn und tiefe Längsfalte über der Nasenwurzel. Gesicht gelbgrau mit dunklen Augenringen, nach dem Essen gerötet.

Sinnesorgane: Augenlider gerötet. Gerstenkörner. Schlechte Nachtsicht. Schläft mit halboffenen Augen. Feuchte Ekzeme hinter den Ohren, Ohrgeräusche beeinträchtigen das Gehör. Brennender Erkältungsfließschnupfen, dabei ist die Nase verstopft. Schniefen bei Kindern, die davon erwachen und sich die Nase reiben. Mund trocken, aber kein Durst. Zunge trocken, zerfurcht, geschwollen mit Bläschen. Zahnschmerzen, B: warme Getränke.

Atmungsorgane: Hals- und Mandelentzündung mit braunroter Färbung, wandert von rechts nach links, V: nach dem Schlafen, B: heiße Getränke. Heiserer Husten mit Schleimrasseln und Atemnot, besonders rechts. Nachts kitzelnder Reizhusten.

Herz: Beklemmungsgefühle beim Liegen auf der linken Seite, besonders nachts.

Verdauung: Sehr hungrig, aber bereits nach wenigen Bissen satt, oft starkes Völlegefühl mit hörbaren Blähungen; Aufstoßen, Winde erleichtern nicht. Starkes Verlangen nach Süßem, verträgt es aber nicht, wird nervös. Verträgt keine Mehl- und Stärkeprodukte, keine Zwiebeln und Austern. Alles schmeckt sauer. Schießender Magenschmerz von rechts nach links, kann nicht auf der rechten Seite liegen. Verstopfung, schmerzhafter Stuhlgang, Hämorrhoiden.

Harnwege: Wasserlassen schwierig, bei Beginn schmerzhaft, besonders bei Kindern. Starke Harnproduktion, hell, mit viel ziegelrotem Satz.

Männliche Genitalien: Vorzeitiger Samenerguß, Erektionsstörungen nach intensivem Sex.
Weibliche Genitalien: Trockenheit der Vagina verursacht Schmerzen beim Sex. Periode unregelmäßig.
Rücken/Gliedmaßen: Brennender Schmerz zwischen den Schulterblättern, Kreuzschmerz beim Wasserlassen. Ischiasschmerz rechts. Rechter Fuß ist heiß, linker kalt. Schweregefühl, Kribbeln und Taubheit in Armen und Beinen, V: Liegen, nachts. Nächtliche Beinkrämpfe. Chronische Gicht. Krampfadern.
Haut: Trocken, dick, faltig, fleckig. Starker Achsel- und Fußschweiß. Unreine Haut und Akne, V: Wärme.
V: Rechte Seite, von oben nach unten, später Nachmittag, Wärme (auch Bettwärme), heiße Luft, vor der Periode.
B: Nach Mitternacht, Bewegung, heiße Getränke und Mahlzeiten, Kälte, Aufdecken.

BEWÄHRTE INDIKATIONEN FÜR LYCOPODIUM

Reizbarkeit, Angst, Schüchternheit, Müdigkeit, Erschöpfung, Abgeschlagenheit, Schlafstörungen, Halsentzündung, Hühneraugen, Haarausfall, Darmträgheit, Verstopfung, Blähungen.

MERCURIUS SOLUBILIS

Eines der Hauptmittel für eitrige Prozesse und Geschwürbildung. Alle Absonderungen sind scharf und brennen, die Haut ist feucht, bei Infektionen kommt es zu Drüsenschwellungen. Bei trockener Haut ist Mercurius nicht das richtige Mittel.

SYMPTOMBILD

Geistig-seelisch: Verlangsamte Wahrnehmung, antwortet nur zögernd. Gedächtnisschwäche. Mißtrauisch.

Kopf: Erkältungskopfschmerz, als liege ein Band um den Kopf. Kopfhaut wie gespannt. Brennender, übelriechender Ausschlag auf der Kopfhaut. Schwindel in Rückenlage. Gesichtsneuralgie durch kalten Wind, mit ziehenden Schmerzen.

Sinnesorgane: Augenlider wund, gerötet; dicker, scharfer, brennender, eitriger Schleim verklebt die Augen. Sehr lichtempfindlich. Stechende Ohrenschmerzen. Erkältungsschnupfen mit häufigem Niesen. Dicker gelblichgrüner, scharfer, brennender Nasenschleim. Naseneingänge sind wund. Niesanfälle durch Licht.

Mund: Zahnschmerzen, V: nachts. Zähne locker, zerfallen. Zahnfleisch geschwollen, blutet bei leichtester Berührung; Zahnhälse liegen frei. Eiterstippen und Geschwüre in der Mundhöhle und auf der Zunge; brennende, stechende Schmerzen. Zunge schlaff, zittrig, feucht, dick mit gelbem Belag, tiefen Längsfurchen und Zahnabdrücken. Viel Speichel. Mundgeruch.

Atmungsorgane: Rachen und Mandeln gerötet, auch Geschwüre, mit brennenden, stechenden Schmerzen. Muß ständig schlucken. Heftige nächtliche Hustenanfälle mit dickem gelblichgrünem Auswurf, V: Liegen auf der rechten Seite, Tabakrauch. Auch Keuchhusten mit Nasenbluten.

Verdauung: Starker Durst auf Kaltes. Abneigung gegen Brot, Butter, Wein und Hochprozentiges. Ständiger Hunger, aber schwache Verdauung, Blähungen, Aufstoßen, Völlegefühl, Magenschmerzen; häufiger Stuhldrang, Stuhlgang aber nur in kleiner Menge, hat das Gefühl, nicht fertig zu werden.

Harnwege: Häufiger Harndrang, aber nur wenige Tropfen. Beim Wasserlassen Brennen in der Harnröhre.

Gliedmaßen: Hände schwach, zittrig bei Anstrengung und Aufregung. Gliederschwäche.

Haut: Fast immer feucht. Schwitzt leicht und viel. Juckreiz, V: Bettwärme.

V: Nachts, feuchtnasses Wetter, Zugluft, warme Räume, Bettwärme.

B: Gemäßigte Temperaturen.

BEWÄHRTE INDIKATIONEN FÜR MERCURIUS SOLUBILIS

Gedächtnis- und Konzentrationsstörungen, Hals- und Blasenentzündung, Keuchhusten, Beschwerden beim Stillen.

Wichtig: Mercurius solubilis verträgt sich nur mit sehr wenigen anderen homöopathischen Mitteln, daher die Einnahme mit dem Homöopathen absprechen.

NATRIUM CHLORATUM

(früher: N. muriaticum)

Ein wertvolles Mittel für die vielfältigen Folgewirkungen von tiefsitzendem Kummer sowie Anämie. Zentrale Symptome sind ausgeprägte Schwäche am Morgen vor dem Aufstehen und zwischen 10 und 11 Uhr vormittags, große Neigung zu Erkältungen, ständiges Frieren und Abneigung gegen Medikamente.

SYMPTOMBILD

Geistig-seelisch: Introvertiert, traurig, ernst, loyal, opfert sich für andere auf, aber auch nachtragend, mürrisch. Neigt zum Dramatisieren. Lacht Tränen. Vergräbt sich in Kränkungen und altem Kummer, erträgt keinen Trost, will allein sein, weint dann. Schlaflos vor Kummer. Niedergeschlagen, ängstlich, fürchtet, sich lächerlich zu machen; Herzklopfen und Angst in engen Räumen und Menschenmengen mit Neigung zu Ohnmacht.

Kopf: Berstender, pochender Schmerz von Sonnenaufgang bis Sonnenuntergang, besonders bei jungen Mädchen und bei Anämie nach der Periode. Auch chronischer Kopfschmerz und Migräne mit Schwindel und Übelkeit. Taubheit, Kribbeln in Lippen, Zunge, Nase und Unterkiefer. Gesicht blaß, ölig glänzend.

Sinnesorgane: Schwere Augenlider, Augen fühlen sich an «wie geprellt», Buchstaben fließen zusammen. Scharfe, brennende Tränen. Husten treibt Tränen in die Augen. Wäßriger Fließschnupfen mit heftigem Niesen zu Beginn einer Erkältung, Nase später verstopft, Sekret wie rohes Eiweiß. Nase innen wund. Stirnhöhlenentzündung. Perlenartige Lippenbläschen; Lippen und Mundwinkel trocken, eingerissen, tiefer Riß in der Mitte der Unterlippe. Zunge schaumig belegt, gefurcht «wie eine Landkarte».

Atmungsorgane: Kurzatmigkeit bei Anstrengung und Treppensteigen.

Verdauung: Riesiger Durst, großes Verlangen nach Salz und Salzigem, schwitzt beim Essen. Abneigung gegen Saures, Brot, Fettes, Schleimiges und Aspik. Harte, trockene, knotige Stühle verursachen Afterblutungen.

Weibliche Genitalien: Juckreiz, Trockenheit der Vagina, Schmerzen beim Sex.

Periode: Unregelmäßig, zu stark.

Harnwege: Kann nicht Wasserlassen in Gegenwart anderer.

Gliedmaßen/Rücken: Starke Schmerzen in Lendenwirbelsäule. Beine schwach, kalt, knacken bei Bewegung. Taubheit, Kribbeln in Armen und Beinen. Handflächen heiß, schweißig, aber Nägel trocken, brüchig, spröde.

Haut: Fettig, ölig. Krustenbildung am Haaransatz, hinter den Ohren und in den Gelenkbeugen. Warzen auf den Handflächen. Nesselfieber, V: Salz, an der See.

V: Morgens, vormittags, warme Räume, Hitze, Geräusche, Mu-

sik, Liegen, Trost, an der See (aber auch B möglich!), geistige Anstrengung.
B: Im Freien, kalte Bäder, Druck, enge Kleidung, Liegen auf der rechten Seite.

BEWÄHRTE INDIKATIONEN FÜR NATRIUM CHLORATUM

Traurigkeit, Niedergeschlagenheit, Angst, Schlafstörungen, Migräne, unreine Haut, Nesselfieber, Sonnenallergie, Erkältungen, die mit heftigem Niesen beginnen, Stirnhöhlenentzündung, Magen-Darm-Verstimmung, Wechseljahrsbeschwerden.

NUX VOMICA

Heute das Mittel mit dem größten Anwendungsbereich; für alle Beschwerden, die mit unserer hektischen Leistungsgesellschaft zusammenhängen. Besonders für Menschen, die geistig arbeiten und viel sitzen. Auch nach Arzneimittel- und Stimulanzienmißbrauch (Nikotin, Kaffee, Alkohol).

SYMPTOMBILD

Geistig-seelisch: Ungeduldig, jähzornig, ehrgeizig, pedantisch, hypochondrisch. Schreckhaftigkeit, Angstzustände. Neigung zu Mißbrauch von Medikamenten und Stimulanzien. Sehr geringe Schmerztoleranz. Hochempfindlich gegen Kälte.
Kopf: Stirnschmerz, B: Druck. Nackenschmerz mit Schwindel. Dröhnender Schmerz im ganzen Kopf. Schwindel mit kurzzeitigem Bewußtseinsverlust, V: morgens, spätabends. Brummschädel nach zuviel Essen, Alkohol oder Sonne.

Sinnesorgane: Hochempfindlich gegen Licht, Geräusche und Gerüche. Juckreiz der Ohren. Fließschnupfen am Tag, nachts verstopfte Nase. Nasenbluten am Morgen. Schniefen bei Kleinkindern nach trockener Kälte. Weißer Zungenbelag. Übler Mundgeschmack.
Atmungsorgane: Heiserkeit; Rachen rauh, fühlt sich an «wie abgekratzt». Kitzeln im Hals beim Aufwachen. Husten bereitet berstenden Kopfschmerz. Flache Atmung mit Beklemmungsgefühl.
Verdauung: Morgenübelkeit, besonders nach spätem Abendessen am Vortag. Nahrung liegt wie ein Stein im Magen, Völlegefühl, saures, bitteres Aufstoßen, Sodbrennen, Blähungen, Übelkeit, vergeblicher Brechreiz 1 bis 2 Stunden nach dem Essen, V: Kaffee. Vorliebe für Fett, verträgt es auch. Bauch sehr druckempfindlich, muß Kleidung lösen. Durchfall nach Überessen, sonst eher Verstopfung mit häufigem, vergeblichem Stuhldrang. Schmerzhafte, blutige Hämorrhoiden.
Harnwege: Reizblase.
Periode: Unregelmäßig, zu früh, zu lang, dunkel bis schwärzlich, häufig mit Ohnmachtsanfällen, Rückenschmerzen, Verstopfung.
Männliche Genitalien: Leicht erregbare Libido.
Gliedmaßen/Rücken: Hexenschuß, kann sich kaum im Bett umdrehen. Plötzliche Schwäche der Arme und Beine; schlafen leicht ein. Knie knacken bei Bewegung. Krämpfe in Waden und Fußsohlen.
Haut: Rot, fleckig, häufig Akne. Brennend heißes Nesselfieber mit Verdauungsbeschwerden; kann sich nicht bewegen, friert beim Aufdecken.
Schlaf: Erwacht nachts gegen drei Uhr, schlaflos bis zum frühen Morgen. Sehr elend beim Erwachen. Träumt von Beruf und Zeitdruck.
V: Morgens, berufliche, finanzielle Sorgen, Licht, Geräusche, Gerüche, Kälte, Zugluft, im Freien, trockenes Wetter,

Berührung, nach dem Essen, Alkohol, Nikotin, Kaffee, Beruhigungsmittel.
B: Abends, kurzer Schlaf, Ruhe, feuchte Wärme, Druck.

BEWÄHRTE INDIKATIONEN FÜR NUX VOMICA

Reizbarkeit, Angst, Panikattacken, Schlafstörungen, nervöse Kopfschmerzen, Kopfschmerzen durch Überarbeitung und Muskelverspannungen, Kater, Wetterfühligkeit, Schnupfen, Heuschnupfen, Halsentzündung, Zahnschmerzen, empfindliche Zähne, Magen-Darm-Beschwerden, Blasenentzündung.
Wichtig: Nux vomica verträgt sich nicht mit Coffea, Ignatia, Cocculus und Zincum metallicum. Diese Mittel nicht hintereinander nehmen!

Phosphorus

Ein unverzichtbares Mittel für die vielfältigen Folgewirkungen nervöser Überlastung, besonders durch Reizüberflutung. Auch bei Blutungsneigung. Besonders für große, schlanke Menschen mit durchscheinender Haut.

SYMPTOMBILD

Geistig-seelisch: Sehr feine Antennen für alle Außenreize; alles geht nahe; will alles gleichzeitig tun. Wenig Ausdauer, unruhig, zappelig, zerbrechlich. Intelligent, phantasiebegabt, hilfsbereit, mitteilsam. Bei Überreizung starrköpfig, melancholisch, gleichgültig. Liebt Gesellschaft. Große Angst vor Alleinsein, Gewitter, Krankheiten, Dunkelheit, Unglück.
Kopf: Schwindel nach Aufstehen, besonders bei älteren Menschen. Spannungskopfschmerz mit Kälte im Nacken, aber Hitze entlang der Wirbelsäule. Gefühl, als sei das Gehirn müde. Haar-

ausfall in Büscheln, kahle Flecken; Kopfschuppen mit Juckreiz. Gesicht blaß, durchscheinend mit bläulichen Augenringen.

Sinnesorgane: Alle Sinne hochempfindlich. Sehstörungen mit Einschränkung des Sehfeldes beim Lesen, verschwommene Fernsicht. Hörstörungen, besonders bei menschlichen Stimmen, hört Echo. Nase trocken, schmerzhaft geschwollen. Chronischer Schnupfen mit blutigem, gelblichgrünem Schleim, Geschwürbildung in der Nase. Nasenpolypen. Nasenbluten. Zunge kalkweiß mit rotem Mittelstreifen.

Mund: Häufiges Zahnfleischbluten, besonders beim Zähneputzen. Zahnfleisch geschwürig, zurückgezogen.

Atmungsorgane: Heiserkeit, Rachen wund, rauh, sehr schmerzhaft, kann kaum sprechen; brennendes Kratzen beim Schlucken; Gaumenbogen und Mandeln sind dunkelrot. Harter trockener Husten mit brennenden Brustschmerzen und süßlichem Auswurf. Brustenge, Gefühl, als läge ein Gewicht auf der Brust.

Verdauung: Nervöser Magen, auch durch ungewohnte Nahrung, Klimawechsel; saures Aufstoßen von viel Luft nach dem Essen, dabei auch Aufstoßen von unverdauter Nahrung; Magenschmerzen, Übelkeit, Erbrechen, V: warme Nahrung und Getränke; verträgt nur kaltes Wasser, kalte Nahrung, Eis. Schmerzloser Durchfall auch nach Aufregung, danach große Schwäche. Stühle und Winde sehr übelriechend.

Gliedmaßen/Rücken: Zittern, Schwäche in Armen und Beinen nach Anstrengungen. Brennende Schmerzen zwischen den Schulterblättern.

Haut: Juckendes, brennendes Nesselfieber nach Essen von Fisch. Allergischer Ausschlag nach Einnahme von Penicillin. Neigung zu blauen Flecken. Auch kleine Wunden bluten stark und brechen immer wieder auf.

V: Abends, nachts, Geräusche, Licht, Zwielicht, Gerüche, Berührung, Elektrosmog, Gewitter, Wetter- und Klimawechsel, warme Nahrung und Getränke, Anstrengung jeder Art.

B: Dunkelheit, im Freien, kalte Nahrung/Getränke, Kälte, Ruhe, Schlaf.

BEWÄHRTE INDIKATIONEN FÜR PHOSPHORUS

Angst, Phobien, Überaktivität, Gedächtnis- und Konzentrationsstörungen, Schlafstörungen, nervöse Kopfschmerzen, Müdigkeit, Erschöpfung, Abgeschlagenheit, Kehlkopfentzündung, nervöse Magen-Darm-Beschwerden, Nesselfieber, Haarausfall.
Wichtig: Phosphorus verträgt sich nicht mit Causticum. Diese Mittel nicht hintereinander nehmen!

PHYTOLACCA

Ein wertvolles Mittel für entzündliche Prozesse im Bereich der Drüsen und rheumatische Beschwerden. Zentrales Symptom sind steinharte Drüsenschwellung und Wetterfühligkeit. Die Beschwerden beginnen meist rechts.

SYMPTOMBILD

Kopf: Drückender Stirn- und Schläfenschmerz bis in den Hinterkopf. Schwindel beim Aufstehen, empfindliche Kopfhaut. V: Wetterwechsel, besonders zu feuchtkalt.
Sinnesorgane: Augen schmerzhaft, Gefühl von Sand unter den Lidern, starke Produktion von heißen Tränen. Schnupfen; Schleim nur aus einem Nasenloch, tröpfelt in den Hals.
Atmungsorgane: Gaumen, Rachen, Mandeln dunkelrot bis bläulich, geschwollen. Rachen rauh, trocken, eng, heiß; brennende Schmerzen beim Schlucken schießen bis in die Ohren.

Ohrspeicheldrüsen vergrößert, druckempfindlich oder steinhart geschwollen (bei Mumps).
Weibliche Brust: Brustwarzen wund, rauh, Brust entzündet, steinhart geschwollen, sehr schmerzhaft; Schmerzen beim Stillen, die weit in den Körper ausstrahlen.
Gliedmaßen/Rücken: Nacken und Rücken beim Aufwachen steif, V: feuchtes Wetter. Schießende Schmerzen von der Lendenwirbelsäule bis in die Fußsohlen. Rheumatische Schmerzen, die brennen und wie elektrische Schockwellen durch den ganzen Körper schießen, V: nachts, bei Sturm. Starke Fersenschmerzen, B: Füße höher als Körper legen.
V: Nachts, feuchtkaltes Wetter, Wetterwechsel.
B: Warmes trockenes Wetter, Ruhe.

BEWÄHRTE INDIKATIONEN FÜR PHYTOLACCA

Wetterfühligkeit, Hals- und Mandelentzündung, Mumps, Brustentzündung beim Stillen, Milchstau.
Wichtig: Phytolacca verträgt sich nicht mit Mercurius solubilis. Diese Mittel nicht hintereinander nehmen.

PULSATILLA

Eines der großen Mittel mit weitreichenden Wirkungen, besonders für anhängliche Kinder und sanfte, sensible, gefühlsbetonte Menschen, die viel Aufmerksamkeit brauchen. Zentrale Symptome: Stimmungen und Beschwerden wechseln ständig und erscheinen oft widersprüchlich, friert leicht, verträgt aber keinerlei Wärme. Die Beschwerden beginnen oft rechts. Alle werden durch frische Luft, Zuwendung und Trost gebessert.

SYMPTOMBILD

Geistig-seelisch: Stimmungen wechseln wie Aprilwetter. Sehr gefühlvoll, gutmütig, hilfsbereit, sanft, scheu, schüchtern, sentimental, romantisch; anhänglich, furchtsam, unentschlossen, weinerlich. Braucht viel Zuwendung, Beachtung und Trost, sonst launisch, unzufrieden, nörgelig, mißtrauisch, eifersüchtig, schnell beleidigt, patzig, trotzig, starrköpfig, selbstgefällig. Angst vor Alleinsein, Dunkelheit, Geistern, Zukunft. Angstzustände mit Neigung zu Ohnmacht in Menschenmengen, geschlossenen Räumen. In großen Krisen meist stark und tatkräftig.

Kopf: Wandernde Stiche in der Stirn und über den Augen, Kopf fühlt sich an, als wolle er zerspringen, oft rechts mit Schwindel. Gesichtsneuralgie, rechts mit tränenden Augen.

Sinnesorgane: Juckreiz und Brennen der Augen. Augenlider entzündet, mit viel dickem, gelbem, mildem Schleim verklebt. Gerstenkörner. Äußeres Ohr gerötet und geschwollen. Schmerzen zu Beginn eher leicht. Hört schlecht; Gefühl, als sei das Ohr verstopft. Dicker gelber oder gelblichgrüner, milder Schnupfen. Beginn oft rechts. In Räumen und im Freien häufig Wechsel zwischen Laufnase und Verstopfung. Zungenbelag gelb oder weiß, schleimig. Geschmack wechselt ständig: bitter, salzig, faulig.

Mund: Trocken ohne Durst.

Atmungsorgane: Akuter Erkältungshusten, der auf die Brust geschlagen ist. Lockerer Schleim, besonders morgens und in frischer Luft. Harntröpfeln beim Husten.

Verdauung: Abneigung gegen warmes Essen und Getränke; verträgt weder schwere, fette Mahlzeiten noch Schweinefleisch, Obst, Eiscreme, Kuchen und Durcheinanderessen. Nahrung liegt wie ein Stein im Magen. Ranziges oder brennendes Aufstoßen, bitterer Mundgeschmack; Übelkeit, Erbrechen unverdauter Nahrung, Durchfall. Krampfiger, drückender Magenschmerz nach Enttäuschung und Kränkung. Blähungen mit kolikartigem Schmerz, laute Magen-Darm-Geräusche. Häufiger Stuhlgang, Stühle von wechselhafter Konsistenz.

Harnwege: Schmerzhafter, kolikartiger Blasendruck vor dem Wasserlassen; danach krampfender Schmerz, strahlt bis in die Oberschenkel. Harndrang nach Wasserlassen.

Weibliche Genitalien: Periode zu spät, spärlich, dunkel, klumpig, dick. Keine Periode gleicht der anderen. Verzögertes Einsetzen der ersten Periode bei jungen Mädchen. Wechseljahrsbeschwerden mit häufigem Schwitzen, Gebärmuttersenkung.

Gliedmaßen/Rücken: Schmerzen in den Beinen mit Unruhe und Frösteln. Rasch wandernde Gliederschmerzen und andere rheumatische Beschwerden. Arme und Beine schlafen leicht ein, V: Herabhängen der Beine.

Haut: Blaß mit Neigung zu Anämie. Nesselartiger Ausschlag oder kleinknotige Bläschen (Hitzepickel), besonders an Nacken, Schultern, Armen und Beinen; bisweilen nässend. Neigung zu hitzebedingter Ödembildung in den Beinen. Unreine Haut durch Schweinefleisch, bei verspäteter oder spärlicher Menstruation.

Fieber: Ständiges Frösteln auch in warmen Räumen, verträgt aber keine Hitze. Kein Durst.

Schlaf: Hellwach am Abend, nachmittags sehr müde. Schläft schlecht ein, erwacht vor Mitternacht. Oft Hände über Kopf oder Bauch verschränkt. Ein Fuß hängt aus dem Bett.

V: Abends, Wärme in jeder Form, schwere, fette Nahrung, Liegen auf der linken Seite.

B: Frische Luft, im Freien, Bewegung, Kälte, kalte Nahrung und Getränke, Zuwendung, Trost.

BEWÄHRTE INDIKATIONEN FÜR PULSATILLA

Reizbarkeit, Angst, Phobien, Schlafstörungen, Kopfschmerzen, Schnupfen, Heuschnupfen, bronchitischer Husten, Ohrenschmerzen, Bindehautentzündung, Gerstenkörner, Magen-Darm-Beschwerden, Völlegefühl, Blähungen, Blasenentzündung, unreine Haut, Akne, Nesselfieber, schwere Beine, Krampfadern, Windpocken, Masern, Mumps, Keuchhusten.

RHUS TOXICODENDRON

Bewährtes Mittel bei Hautausschlägen und Erkältungen. Auch für rheumatische Beschwerden und Erkrankungen des Bindegewebes. Zentrale Symptome: Schmerzen, als ob etwas auseinandergerissen würde. Alle Beschwerden besser durch Bewegung.

SYMPTOMBILD

Geistig-seelisch: Extreme Unruhe, ständig in Bewegung. Traurig, teilnahmslos, wie benebelt. Nächtliche Unruhe und Furcht, muß umherwandern.
Kopf: Schwerer Kopf. Gesicht geschwollen, rot, mit nesselartigem Ausschlag, der rechts beginnt und nach links wandert. Schmerzen in Kiefergelenken, Knacken beim Kauen.
Sinnesorgane: Augenlider rot, geschwollen, entzündet mit viel gelbem Schleim; sehr lichtempfindlich. Zunge weiß belegt mit rotem Dreieck an der Zungenspitze; trocken, rauh.
Mund: Fieberbläschen an den Lippen; Mundwinkel entzündet; Lippen mit trockenen braunen Krusten.
Atmungsorgane: Halsschmerzen; geschwollene Drüsen; Mumps beginnt links. Heiserkeit durch Überanstrengung der Stimme. Trockener, quälender Husten nach Mitternacht, V: Schüttelfrost, Kaltwerden einzelner Körperteile. Stechende Brustschmerzen mit Atembeklemmung.

Verdauung: Bitterer Geschmack, unstillbarer Durst, besonders auf Milch, kein Appetit. Schleimige, übelriechende, schmerzlose Stühle. Durchfall, Schmerzen entlang der Oberschenkel.
Gliedmaßen/Rücken: Reißende Schmerzen in Sehnen, Bändern. Glieder und Kreuz steif, wie gelähmt. Ischiasschmerzen. Hexenschuß. B: Liegen auf harter Unterlage, Bewegung.
Haut: Verträgt keine kalte Luft. Rot, geschwollen, starker Juckreiz. Nesselfieber mit Bläschen. Windpocken. Fieberbläschen.
V: Nachts, im Schlaf, in Ruhe, Rückenlage, Liegen auf der rechten Seite, feuchtkaltes Wetter, Durchnässung.
B: Bewegung, warmes, trockenes Wetter, Reiben.

BEWÄHRTE INDIKATIONEN FÜR RHUS TOXICODENDRON

Nervöse Unruhe, Wetterfühligkeit, Kopfschmerzen, Nesselfieber, Erkältungen, Windpocken, Mumps, Verstauchungen, Zerrungen.

RUTA

Ein unverzichtbares Mittel für Verletzungen der Knochenhaut durch Prellung und Quetschung oder der Sehnen bzw. Bänder durch Zerrung und Verstauchung. Bewährt auch bei Überanstrengung der Augen. Auch als Tinktur zur äußerlichen Anwendung.

SEPIA

Ein tiefgreifendes Mittel für allgemeine Erschöpfungszustände, vor allem infolge jahrelanger Überlastung durch Beruf und/oder Familienarbeit, mit besonderer Beziehung zu den weiblichen Organen; aber keineswegs nur für Frauen. Zentrale Symptome: Schwächezustände, die einer Ohnmacht nahe kommen, ständiges Frieren, Schmerzen von unten nach oben. Die Beschwerden treten bevorzugt auf der linken Seite auf; alle werden besser durch leichte Bewegung.

SYMPTOMBILD

Geistig-seelisch: Völlig erschöpft, ausgebrannt, fühlt sich verlassen und hilflos; traurig, unzufrieden, gereizt, mürrisch. Angstzustände. Plötzliche Wut- und Tränenausbrüche, schlägt mit Worten um sich. Spricht selten über Beschwerden, weint dabei. Gleichgültig gegen Familie und Beruf; arbeitet aus Pflichtbewußtsein weiter. Weicht Mitmenschen aus.
Kopf: Unerträglicher Kopfschmerz, stoßweise bei Periodenbeginn. Stechender Kopfschmerz, auch Migräne, von innen nach außen, besonders links oder auf der Stirn, mit Übelkeit, Erbrechen, Schwindel und Schwäche, die einer Ohnmacht nahe kommen. Empfindliche Haarwurzeln; Haarausfall. Gelblichfahle Haut, besonders um den Mund; dunkle Augenringe.
Sinnesorgane: Sehstörungen, schwarze Flecken tanzen vor den Augen, V: morgens, abends. Hautausschläge hinter den Ohren. Gelblicher Sattel über der Nase. Dickes, grünliches Nasensekret, häufig mit Krustenbildung. Chronischer Schnupfen, Schleim tröpfelt in den Hals; muß Schleimklumpen ausräuspern. Zunge weiß belegt, aber während der Periode sauber.
Zähne: Zahnschmerzen vom frühen Abend bis Mitternacht.
Atmungsorgane: Trockener Husten von tief unten, als käme er

aus dem Magen, Geschmack von faulen Eiern. Brustbeklemmung morgens und abends. Atemnot, V: Schlaf, B: rasche Bewegung. Kitzelnder Reizhusten.

Verdauung: Morgenübelkeit, auch in der Schwangerschaft, V: Essensgeruch. Zeitweise unstillbares Hungergefühl; Heißhunger auf Saures. Abneigung gegen Fett. Verträgt keine Milch. Saures Aufstoßen, Übelkeit, Erbrechen nach dem Essen; Brennen in der Magengrube. Magenbeschwerden durch Rauchen. Starke Blähungen mit Kopfschmerz. Alles schmeckt zu salzig. Häufig Verstopfung mit dem Gefühl, als läge eine Kugel im Enddarm; kann nicht pressen, Schmerzen schießen nach oben. Inkontinenz, V: gekochte Milch.

Harnwege: Inkontinenz im ersten Schlaf. Chronische Blasenreizung.

Männliche Genitalien: Kalt, Erektionsstörungen, Verlust der Libido.

Weibliche Genitalien: Periode unregelmäßig; zu spät und spärlich; zu früh und zu stark; zu lang; riecht übel und macht wund; oft mit Kopfschmerz, Migräne und Gebärmutterkrämpfen. Erschlaffung der Beckenmuskulatur mit dem Gefühl des Nachuntendrängens. Vielfältige Wechseljahrsbeschwerden mit Hitzewallungen, kalten Schweißausbrüchen, Gebärmuttersenkung. Verlust der Libido mit großer Abneigung gegen Sex.

Gliedmaßen/Rücken: Schwäche im Kreuz mit ausstrahlenden Schmerzen. Muskelzucken tags und nachts. Beine und Füße kalt, müde, schwer, «wie geprellt».

Haut: Nesselausschlag mit Knötchen nach dem Genuß von Fisch. Sehr schmerzhafte Hühneraugen, häufig entzündet. Krampfadern.

Schlaf: Schläft spät ein, häufiges Erwachen, meint, jemand rufe. Schlaflos am frühen Morgen. V: Liegen auf der linken Seite.

V: Morgens, vormittags, abends, Kälte, kalte Luft, Feuchtigkeit, warme Räume, nach Schwitzen, vor Gewitter.

B: Bettwärme, heiße Anwendungen, Bewegung, Tanzen, Reiten, im Freien, Ruhe, Schlaf.

BEWÄHRTE INDIKATIONEN FÜR SEPIA

Reizbarkeit, Traurigkeit, Niedergeschlagenheit, Angst, Schlafstörungen, Müdigkeit, Erschöpfung, Abgeschlagenheit, unreine Haut, Akne, Nesselfieber, Hühneraugen, Haarausfall, Blasenentzündung, Menstruationsbeschwerden, Morgenübelkeit in der Schwangerschaft, Wechseljahrsbeschwerden.

SILICEA

Ein tiefgreifendes Mittel für allgemeine Erschöpfungszustände, auch infolge schlechter Ernährung, mit besonderer Beziehung zu Haut und Knochen. Zentrales Symptom sind ständiges Frösteln und Frieren. Alle Beschwerden werden durch Wärme besser.

SYMPTOMBILD

Geistig-seelisch: Lähmende Angst vor Versagen und Verantwortung. Schnell entmutigt, verzagt, weinerlich, schutzbedürftig, ängstlich, das Denken ist blockiert, V: geistige Anstrengung, Sinneseindrücke. Phobische Angst vor Nadeln.
Kopf: Dumpfe, drückende Schmerzen vom Nacken bis zur Stirn; neuralgische Gesichts- und Zahnschmerzen, V: bei Wechsel zu kaltem oder feuchtkaltem Wetter, B: Kopf warm einhüllen. Empfindliche Kopfhaut, friert ständig, erträgt aber nur leichte, weiche Mützen. Haarausfall.

Sinnesorgane: Scharfe Augenschmerzen, Tränenkanal geschwollen, hochempfindlich gegen Licht. Sehstörungen, Buchstaben laufen zusammen. Gerstenkörner. Ohrgeräusche. Trockener Schnupfen mit Juckreiz, entwickelt sich nur langsam; Geruchsverlust; harte Krusten bluten beim Ablösen. Schnupfen schlägt leicht auf die Nebenhöhlen, was drückenden Kopfschmerz auslöst; dann dicker Schleim.

Mund: Gefühl, als wäre ein Haar auf der Zunge. Abszesse an der Zahnwurzel. Zahnfleisch empfindlich gegen kalte Luft und kaltes Wasser. Lippenränder rissig.

Atmungsorgane: Erkältungen schlagen auf Hals und Brust; lösen sich schlecht. Gefühl von Nadelstichen in den Mandeln; Ohrspeicheldrüsen geschwollen. Heftiger Husten mit dickem, gelbem, klumpigem Auswurf, V: beim Hinlegen.

Verdauung: Starke Abneigung gegen warme Mahlzeiten und Fleisch. Verlangt nach kalter Nahrung und kaltem Wasser. Verträgt keinen Alkohol. Verschluckt sich leicht, Nahrung gerät in die Nase. Sodbrennen und Magenschmerzen nach dem Essen; Bauch hart, aufgetrieben, innerlich kalt; B: warme Umschläge. Muß beim Stuhlgang immer stark pressen. Verstopfung vor und während der Periode.

Weibliche Brust: Brustwarzen sehr empfindlich, wund, mit tiefen Einrissen. Beim Anlegen des Babys starkes Zusammenziehen der Gebärmutter mit leichter Blutung.

Gliedmaßen/Rücken: Empfindlicher Rücken, V: Zugluft. Ischiasschmerzen, Gliederkrämpfe.

Haut: Stark riechender Kopf- und Fußschweiß, Körper sonst trocken. Eiskalte Füße. Nägel reißen leicht ein; sind verdickt, deformiert mit Längsfurchen, Rillen und vielen weißen Flecken. Abszesse; Eiterung hört trotz Öffnung nicht auf, dünner, übelriechender Eiter, Wundränder eitrig entzündet und hart. Akne. Starke Hornhautbildung auf der ganzen Fußsohle; dumpfe, brennende Schmerzen. Hühneraugen mit wundem, stechendem Schmerz. Füße eiskalt; scharfer, übelriechender

Fußschweiß. Hauptmittel zum Austreiben von Splittern aller Art, auch unter den Nägeln. Narbenschmerzen.

Schlaf: Spätes Einschlafen; erwacht vor Mitternacht, bleibt dann schlaflos. Starker Kopfschweiß. Schlafwandelt, V: Neumond, Liegen auf der linken Seite.

V: Morgens, Kälte, Zugluft, Feuchtigkeit, Anstrengung, beim Hinlegen, Liegen auf der linken Seite, während der Periode, im Winter.

B: Wärme, Kopf einhüllen, frische Luft, im Sommer.

BEWÄHRTE INDIKATIONEN FÜR SILICEA

Angst, Lampenfieber, Phobien, Schüchternheit, Unsicherheit, Schlafstörungen, Kopfschmerzen durch Überarbeitung, Wetterfühligkeit, Schnupfen, Abszesse und Furunkel, unreine Haut und Akne, Schwielen, brüchige Nägel, Haarausfall, Verletzungen durch Splitter.

STAPHYSAGRIA

Ein wichtiges Mittel für geistig-seelische Verletzungen durch Demütigung oder Beleidigung. Sehr bewährt auch zur Schmerzlinderung und Unterstützung der Heilung von glatten Schnittverletzungen.

SYMPTOMBILD

Geistig-seelisch: Sehr abhängig von der Meinung anderer über sich. Heftige Wutanfälle nach lange unterdrücktem Ärger; zittert vor innerer Erregung, Empörung. Kann sich nicht durchsetzen, leidet sehr darunter. Benommen, matt, unkonzentriert. Schlaflos vor Ärger und Kummer.

Kopf: Dumpfer, betäubender Schmerz in Stirn und Hinterkopf; Gefühl, als stecke eine Kugel hinter der Stirn; Hinterkopf taub. Empfindliche Kopfhaut mit juckenden Schuppen. Gesicht blaß, eingefallen.

Sinnesorgane: Alle Sinne schmerzhaft übersteigert. Gerstenkörner.

Zähne: Zahnschmerz bis zu den Ohren, besonders während der Periode. Kariöse, schwarze, zerkrümelnde Zähne. Zahnfleischbluten.

Atmungsorgane: Beim Schlucken stechende Schmerzen bis zu den Ohren, besonders links. Seelisch bedingter Stimmverlust.

Verdauung: Kolikartige Schmerzen nach Ärger und Aufregung. Heißhunger, auch nach dem Essen. Verlangt nach Stimulanzien, auch Nikotin. Heiße oder festsitzende Blähungen. Verstopfung.

Bauch: Starke Schmerzen nach Bauchoperation, auch Kaiserschnitt.

Harnwege: Reizblase. Blasenreizung, Blasenentzündung nach Geburt. Brennen in der Harnröhre, ohne Wasser zu lassen. Gefühl, als liefe ein Tropfen herab. Schmerzen nach Nierensteinoperation.

Männliche Genitalien: Starke Libido, aber Erektionsstörungen.

Weibliche Genitalien: Sehr empfindlich. Reizblase nach ungewohnt heftigem Sex.

Gliedmaßen/Rücken: Muskel- und Gelenkschmerzen, «wie zerschlagen». Rückenschmerzen, V: morgens vor dem Aufstehen.

Haut: Glatte Schnitt- und Rißwunden. Trockene juckende und krustige Ausschläge auf dem ganzen Körper.

V: Aufregung, Ärger, Empörung, Kummer, Nikotin, Berührung.
B: Nachtruhe, nach dem Frühstück, Wärme.

BEWÄHRTE INDIKATIONEN FÜR STAPHYSAGRIA

Reizbarkeit, nervöse Kopfschmerzen, Gerstenkörner, Zahnschmerzen, Reizblase, Blasenentzündung, Schnitt- und Stichverletzungen.

SULFUR

Ein sehr tiefgreifendes Mittel zur Lösung und Verhinderung von tiefsitzenden Blockaden mit starker Beziehung zur Haut. Wirkt von innen nach außen. Zentrale Symptome sind starke Abneigung gegen Wasser und Stehen sowie eine ausgeprägte Neigung zu Rückfällen bei Krankheiten. Alle Körperöffnungen wie Nase, Ohren oder After sind rot.

SYMPTOMBILD

Geistig-seelisch: Kontaktfreudig, gesellig, sozial, dabei aber oft selbstbezogen, rücksichtslos. Stimmungsschwankungen: aktiv, ungeduldig, macht viele Pläne, philosophiert, hält sich für genial; dann wieder niedergeschlagen, reizbar, antriebslos, unkonzentriert, vergeßlich. Trödelt, lungert herum. Schlampig, achtet nicht aufs Äußere. Neigung zu heimlichem Trinken.
Kopf: Pochender Schmerz, auch mit Schwindel, Übelkeit, Erbrechen, periodisch wiederkehrend, V: Bücken. Kopfhaut trocken, Scheitel immer heiß. Kopfhaut juckt und brennt nach Kratzen. Haarausfall, V: Wasser.
Sinnesorgane: Augen tagsüber gerötet, nachts jucken sie wie von Sandkörnern. Augenlider brennen, sind rot und am Morgen verklebt. Lichtscheu. Naseneingänge jucken, brennen und

sind wund. Nasenflügel sind rot, schorfig. Schnupfen, auch chronisch, mit trockenen Borken und Neigung zu Nasenbluten. Zunge trocken, gelblichweiß belegt, Spitze und Ränder rot.

Mund: Lippen sind trocken, leuchtendrot und brennen. Bitterer Mundgeschmack nach Kupfer, besonders morgens beim Aufwachen.

Atmungsorgane: Hals rauh, trocken, mit dem Gefühl, als würde ein Kloß oder Splitter darin stecken. Heiserer Husten mit schießenden Brustschmerzen, heißem Kopf, kalten Händen. Trockener, am Abend einsetzender Husten mit oft brennender Brustenge und Atemnot in der Nacht.

Verdauung: Morgendliche Übelkeit mit Schwindel und Durchfall. Nagendes Hungergefühl gegen elf Uhr am Vormittag, doch schon beim Anblick von Essen satt. Nach dem Essen saures Aufstoßen wie von faulen Eiern. Verträgt oft keine Milch und Getreideprodukte. Morgendlicher wäßriger, übelriechender Durchfall mit lauten Darmgeräuschen. Bisweilen Wechsel zwischen Durchfall und Verstopfung mit harten knotigen Stühlen. Hämorrhoiden, die brennen und jucken. After wund und leuchtendrot.

Harnwege: Häufiger Harndrang, besonders nachts. Urin ist heiß und brennt.

Genitalien: Juckreiz, äußere Genitalien sind wund.

Gliedmaßen/Rücken: Oft gebeugte Körperhaltung; mag überhaupt nicht stehen. Rheumatische Rückenbeschwerden mit ziehenden Schmerzen im Schulter-Nacken-Bereich, besonders links. Hängende Schultern. Handflächen und Fußsohlen sind heiß und brennen bei Bettwärme, streckt Füße aus dem Bett. Deformierte Nägel. Schwere Beine, Krampfadern.

Haut: Rot, trocken, schuppig, wie ungewaschen; jede kleine Verletzung eitert. Starker Juckreiz mit Brennen. Ausschläge, Pickel, Pusteln, Risse, Wundsein (Wolf). Jucken und Brennen, V: Kratzen. Alle Körperöffnungen sind rot. Heiße Schweißausbrüche an Kopf, Händen und Füßen. Hitzewallungen mit

Schweißausbrüchen führen zu starker Erschöpfung, Achselschweiß, V: Wechseljahre.

Schlaf: Katzenschlaf, wacht beim geringsten Geräusch auf. Schlaflos nach Mitternacht bis in die frühen Morgenstunden.

V: Morgens, vormittags, Waschen, Bettwärme, Alkohol, feuchtes Wetter, Ruhe, im Stehen, im Frühling.

B: Viele kleine Mahlzeiten, Liegen, trockenes warmes Wetter.

BEWÄHRTE INDIKATIONEN FÜR SULFUR

Gedächtnis- und Konzentrationsstörungen, Schlafstörungen, unreine Haut, Akne, Nesselfieber, wunde Haut, Nägelbeißen, Völlegefühl, Blähungen, Wechseljahrsbeschwerden mit Hitzewallungen und Schweißausbrüchen.

SYMPHYTUM

Wichtiges Mittel zur unterstützenden Heilung bei Quetschungen, Prellungen (auch am Auge) und Knochenbrüchen. Auch zur äußerlichen Anwendung als Tinktur.

THUJA

Bewährtes Mittel für Haut- und Schleimhautbeschwerden. Zentrale Symptome sind starker Schweiß mit süßlichem oder knoblauchartigem Geruch, Gesicht wächsern, glänzend, gelblich oder blaß, oft eingefallen. Die Beschwerden treten bevorzugt links auf. Besonders bewährt bei Warzen, Windelausschlag und unreiner Haut. Auch hilfreich bei Karies der Zahnhälse, Parodontitis und Schrumpfung des Gaumens in den Wechseljahren. Ferner für brüchige und eingewachsene Nägel. Auch als Tinktur zur äußerlichen Behandlung von Warzen.

ZINCUM METALLICUM

Ein wichtiges Mittel für allgemeine Schwächezustände, gut auch zur Behandlung von Anämie, besonders infolge jahrelanger Überlastung, schlechter Ernährung und schwerer akuter Erkrankungen. Zentrale Symptome sind verlangsamte Körperfunktionen, ständiges Frieren, Zittern und Nervosität mit hochgradiger Überempfindlichkeit der Sinne. Alle Beschwerden besser, wenn sich unterdrückte Absonderungen (Schnupfensekret, Hustenauswurf, Menstruationsblutung, Eiter) lösen und unterdrückte Ausschläge durchbrechen.

SYMPTOMBILD

Geistig-seelisch: Sehr schwach, sehr nervös, reizbar. Alle Sinne hochgradig überempfindlich, bisweilen aber auch stark geschwächt, wie gelähmt oder taub. Unkonzentriert, vergeßlich. Traurig, melancholisch, teilnahmslos, gleichgültig, müde, antriebsschwach.
Kopf: Schmerz im Hinterkopf mit Schweregefühl auf dem Scheitel. Bisweilen Schwindel mit dem Gefühl, nach links zu fallen. Stirn kühl, Hinterkopf heiß. Lippen blaß, Mundwinkel eingerissen.

Sinnesorgane: Alle Sinne hochempfindlich, besonders das Gehör; verträgt keinen Lärm. Wundsein und Jucken in den Augenwinkeln. Verschwommenes Sehen, besonders auf einem Auge, auch vor einem Migräneanfall. Sehstörungen mit großer Lichtscheu nach Augenoperationen, mit Lichtblitzen und farbigen Flecken.
Atmungsorgane: Hals trocken, beim Schlucken wie zugeschnürt, versucht ständig, zähen Schleim herauszuräuspern. Bronchitischer Husten mit Brustenge und Atemnot, B: Lösen des Auswurfs.
Verdauung: Heißhunger gegen elf Uhr vormittags. Ißt gierig und schnell, danach Schluckauf, Übelkeit, bitteres Erbrechen, schmerzhafte Blähungen mit sichtbar aufgetriebenem und hartem Bauch. Verträgt überhaupt keinen Wein. Sodbrennen und brennende Magenschmerzen nach Süßem. Verstopfung mit harten, kleinen Stühlen. Besonders bei Kindern auch wäßriger, grünlicher Durchfall.
Harnwege: Wasserlassen nur im Sitzen mit zurückgebogenem Oberkörper möglich. Inkontinenz.
Weibliche Genitalien: Periode zu spät, stärker bei Nacht; bleibt auch aus. Prämenstruelle Beschwerden mit Nervosität, Niedergeschlagenheit, Muskelzucken, unruhigen Füßen und Wirbelsäulenschmerzen; Schmerzen im linken Eierstock; B: mit Beginn der Periode.
Gliedmaßen/Rücken: Empfindlicher Rücken, verträgt keinerlei Berührung. Müdes Gefühl im Schulter-Nacken-Bereich, besonders nach Tätigkeiten im Sitzen. Brennender Schmerz entlang der Wirbelsäule. Unruhige Beine und Füße, muß ständig wippen, auch im Schlaf. Nervöses Muskelzittern und -zucken, Wadenkrämpfe, Taubheitsgefühl und taube Stellen, besonders an den Waden, V: Periode, Wechseljahre, B: während der Periode. Sehr große Krampfadern, V: Schwangerschaft, Wechseljahre.
Haut: Kribbel- und Taubheitsgefühle. Juckreiz in Kniekehlen

und an Oberschenkeln. Nervöse Ausschläge. Ausschläge bei Anämie. Unterdrückte Ausschläge, besonders durch lokale Salbenbehandlung. Häufiger Schüttelfrost.

V: Später Nachmittag, früher Abend, Kälte, Berührung, Anstrengung jeder Art, Wein, vor der Periode.

B: Beim Essen, bei der Periode, Absonderung, Ausschläge.

BEWÄHRTE INDIKATIONEN FÜR ZINCUM METALLICUM

Nervöse Unruhe, Menstruations- und Wechseljahrsbeschwerden, unruhige Beine, Krampfadern.

Wichtig: Zincum metallicum verträgt sich nicht mit Nux vomica und Chamomilla. Diese Mittel nicht hintereinander nehmen!

Treten die obengenannten Symptome bei Gebrauch von Zinksalbe auf, auf die Salbe verzichten; die Symptome verschwinden dann meist wieder von selbst.

LITERATUR

Boericke, William: Homöopathische Mittel und ihre Wirkungen, Materia Medica und Repertorium, 3. Auflage, Leer 1986

Bub, Ilse: Lebendige Arzneimittelbilder, München 1985

Deutsche Homöopathie-Union (Hg.): Bewährte Indikationen der Homöopathie nach Vorträgen und Vorlesungen von Prof. Dr. med. Mathias Dorcsi, Wien, 4. Auflage, Karlsruhe 1994

Dies.: Homöopathisches Repetitorium, Karlsruhe 1994

Dies.: Lebendige Homöopathie, o. O., o. Z.

Eichelberger, Otto: Klassische Homöopathie, Band 1-3, Heidelberg 1979

Gaier, Harald C.: Thorsons Encyclopaedic Dictionary of Homoeopathy, London 1991

Gawlik, Willibald: Homöopathie und konventionelle Therapie – Anwendungsmöglichkeiten in der Allgemeinpraxis, Stuttgart 1988

Imhäuser, Hedwig: Homöopathie in der Kinderheilkunde, 8. Auflage, Heidelberg 1987

Kent, James Tyler: Kent's Arzneimittelbilder, Vorlesungen zur homöopathischen Materia Medica, 5. Auflage, Heidelberg 1985

Ders.: Neue Arzneimittelbilder der Materia Medica Homoeopathica, 3. Auflage, Heidelberg 1992

Köhler, Gerhard: Lehrbuch der Homöopathie, Band 1 und 2, 3. Auflage, Stuttgart 1984

Lockie, Andrew/Geddes, Nicola: The Women's Guide to Homoeopathy, London 1992

Mezger, Julius: Gesichtete homöopathische Arzneimittellehre, Heidelberg 1981

Schlüren, Erwin: Homöopathie in Frauenheilkunde und Geburtshilfe, 7. Auflage, Heidelberg 1992

Vithoulkas, Georgos: Die wissenschaftliche Homöopathie, Göttingen, 2. Auflage, Göttingen 1987

Ders.: Materia Medica Viva. Band I–V, Göttingen 1991, 1992, 1993

Voisin, Henri: Materia Medica des homöopathischen Praktikers, Heidelberg 1969

HINWEISE ZUR ARZTWAHL

Wer sich selbst und seine Angehörigen zu Hause mit homöopathischen Mitteln behandeln will, sollte sich in jedem Fall einen homöopathisch ausgebildeten und erfahrenen Arzt zum Hausarzt wählen oder sich zumindest einen seriösen und homöopathisch erfahrenen Heilpraktiker suchen, der eng mit einem Arzt zusammenarbeitet. Um Heilpraktiker, die von sich behaupten, jedes Leiden schnell heilen zu können, sollten Sie einen großen Bogen machen.

Und noch ein Problem, das Sie beachten sollten: Aufgrund des (erfreulicherweise) wachsenden Interesses der Bevölkerung an der Homöopathie steigen natürlich auch die Umsätze der Hersteller homöopathischer Arzneimittel. Das führt dazu, daß einige Firmen, oft Neulinge in diesem Bereich, auf diesen Zug aufzuspringen versuchen: Sie bringen vor allem Kombinationsmittel auf den Markt, die sie naturheilkundlich interessierten, aber homöopathisch unerfahrenen praktischen Ärzten, Allgemein- und Kinderärzten und für den freien Verkauf in der Apotheke empfehlen. Dazu ist zweierlei zu sagen: Zum einen ist die gleichzeitige Gabe zweier oder mehrerer Einzelmittel nur in äußerst seltenen Fällen gerechtfertigt. Zum anderen werden manche dieser neuen Kombinationsmittel aus homöopathischen Einzelmitteln hergestellt, die sich in ihrem Symptombild nachgerade widersprechen, was aber viele Ärzte und Apotheker aufgrund ihrer fehlenden homöopathischen Ausbildung nicht erkennen können. Im Zweifel sollten Sie daher vor der Einnahme solcher Präparate immer einen Arzt oder Heilpraktiker, der der klassischen Homöopathie folgt, um Rat fragen.

Die beste Methode, einen seriösen und erfahrenen Homöopathen zu finden, ist natürlich die persönliche Empfehlung bzw. die Mund-zu-Mund-Propaganda. Fragen Sie auch in Apotheken nach, die ein größeres Angebot an homöopathischen Mitteln führen; sie kennen die im Umkreis tätigen Homöopathen. Ansonsten empfiehlt sich für Leser aus der Bundesrepublik der Blick in das Branchenfernsprechbuch, Stichwort «Ärzte/Homöopathie». In Österreich und den meisten Kantonen der Schweiz ist die Arztsuche etwas schwieriger, da die dortigen homöopathisch ausgebildeten Ärzte keine Zusatzbezeichnung führen; hier am besten in Apotheken nachfragen.

Hinweis: Ärzte, die der klassischen Homöopathie nach Samuel Hahnemann folgen, sind organisiert im

Deutschen Zentralverein Homöopathischer Ärzte e. V.

Linkenheimer Straße 113

76149 Karlsruhe.

REGISTER

Verzeichnis homöopathischer Mittel

Halbfette Zahlen verweisen auf ausführliche
Behandlung des Begriffs

Acidum benzoicum 140
Acidum fluoricum 126
Acidum formicicum 167
Acidum hydrochloricum 41
Acidum hydrofluoricum 137, 145
Acidum nitricum 154
Acidum phosphoricum 44, 58, 69, 141, 235, 246 f.
Acidum picrinicum 70, 75
Acidum sulfuricum 158
Aconitum 47, 52, 54, 61, 77, 89, 92, 97, 111, 116, 125, 170, 207, 211, 239, **247 f.**, 280
Aesculus 202
Aethusa 54
Agarius 54, 154
Agnus castus 183
Alumina 61, 145, 163, **249 f.**
Ambra 44, 54, 61
Ammonium bromatum 147
Ammonium carbonicum 97
Anacardium 49, 59, 70, 156
Antimonium crudum 57, 76, 132, 134, 138, 143, 145, 151, 154, 161, 297, **250 f.**
Antimonium tartaricum 100, 216, **251 f.**
Apis mellifica 20, 92, 95, 116, 119, 134, 170, 221, 225, 227, 239, **252 f.**
Aralia racemosa 108
Argentum nitricum 49 f., 52, 61, 72, 80, 156, 230, **253 f.**
Aristolochia 178
Arnica 52, 54, 61, 85, 123 f., 146, 188, 219 f., 222 f., 225, 227, 233, 239, **255 f.**, 285
Arsenicum album 16, 47, 53, 62, 78, 85, 102, 141, 151, 154, 156, 239, **256 f.**
Arsenicum bromatum 132
Arsenicum jodatum 108
Arum triphyllum 98, 102, 108, 147
Aurum metallicum 44

Barium carbonicum 59, 211
Belladonna 62, 90, 92, 96, 98, 105, 112, 117, 119, 121, 130, 139, 167, 171, 180, 190, 207, 211, 225 f., 239, **257 ff.**, 280
Bellis perennis 188, 234
Berberis 168
Borax 228
Bovista 132
Bromum 132
Bryonia 42, 62, 72, 100, 121, 152,

154, 156, 190, 208, 216, 223, 239, **259f.**, 262

Calcium carbonicum 47, 62, 80, 85, 123, 132, 135, 139, 141, 145, 163, 178, 183, 190, **261f.**
Calcium phosphoricum 70, 82, 126, 236, **262f.**
Calcium sulfuricum 131
Calendula 139, 220f., 227, 239, **264**
Cantharis 168, 171, 225, 227, 239
Capsicum 159
Carbo animalis 44
Carbo vegetabilis 152, 159, 161, 200, 214, **264f.**
Caulophyllum 181, 188, **265f.**
Causticum 44, 50, 98, 138, 143, 178, 225, 250, **266ff.**, 300
Cepa 103, 108, 117, 239, **268f.**
Chamomilla 42, 55, 62, 72, 78, 112, 121f., 140, 156, 181, 239, **269f.**, 317
China 70, 159, 161, 183, **271f.**
Cimicifuga 75, 178, 193, **272f.**
Cinnabaris 105
Coccinella 126
Cocculus 45, 62, 71, 75, 181, 228, **274f.**, 298
Coccus cacti 100, 169, 214
Coffea 56, 63, 73, 121, 181, 266, **275f.**, 286, 298
Colchicum 185, 229
Collinsonia 234
Colocynthis 42, 154, 157, 168, 181, **276f.**
Corallium rubrum 100, 106, 214
Croton tiglium 190
Cuprum metallicum 214
Cyclamen 80

Dioscorea 169
Drosera 101, 215

Dulcamara 82, 93, 113, 135, 155, 171, 240, 278f.

Erigon 183
Eupatorium 91
Euphrasia 103, 108, 114, 117, 208, 240, **279f.**

Ferrum metallicum 71
Ferrum phosphoricum 90, 113, 209, 240, **280f.**
Ferrum picrinicum 138
Formica rufa 135

Gelsemium 49, 63, 75, 81, 91, 230, 239, **281ff.**
Glonoinum 226
Graphites 115, 145, 163

Hamamelis 184, 200, 202, **283**
Hepar sulfuris 83, 98, 106, 111, 131, 240, **283ff.**
Hydrastis 106
Hypericum 124, 137, 146, 189, 221f., 227, 235, 239, **285**

Ignatia 45, 58, 63, 73, 77, 157, 182, 185, 191, 240, 265, **285f.**, 298
Ipecacuanha 101, 152, 185, 215
Iridium 59
Iris 78, 81, 159

Jaborandi 211

Kalium bichromicum 103, 106, 152, **287f.**
Kalium bromatum 59, 63, 132
Kalium carbonicum 47, 184
Kalium jodatum 107f.
Kalium phosphoricum 85, 141
Kreosotum 126

Lac caninum 59, 191
Lachesis 45, 55, 63, 83, 93, 142, 179, 193, 228, 240, **288ff.**
Ledum 118, 146, 221, 223, 228, 239, **290**
Lilium tigrinum 42, 45
Luffa operaculata 103
Lycopodium 33, 42, 47, 59, 63, 93, 111, 142, 144, 162, 164, 179, **290ff.**

Magnesium phosphoricum 78, 125, 182
Mephitis 215
Mercurius solubilis 59f., 171, 191, **292ff.**, 301
Millefolium 184
Myristica sebifera 131

Natrium carbonicum 45, 55, 83
Natrium chloratum 46, 48, 63, 81, 107, 133, 135, 137, 142, 157, 179, 194, 240, **294ff.**
Natrium phosphoricum 159
Natrium sulfuricum 83
Niccolum 81
Nux moschata 59
Nux vomica 43, 53, 63, 71, 73, 76, 83, 94, 103, 108, 124, 125, 133, 152, 154, 157, 160, 162, 164, 169, 172, 179, 185, 189, 191, 234, 239, 286, **296ff.**, 317

Onosmodium 60, 81

Passiflora 63
Phosphorus 48, 50, 57, 60, 64, 73, 85, 99, 135, 137, 142, 157, 184, 268, **298ff.**
Phytolacca 94, 96, 120, 191, 212, **300f.**

Plantago major 125
Plumbum acetum 60, 212
Podophyllum 155
Pulsatilla 33, 46, 48, 50, 58, 64, 74, 101, 104, 111, 113, 115, 118, 133, 137, 153, 154, 158, 160, 162, 172, 179, 186, 187, 189, 191, 194f., 200, 207, 209, 212, 215, 239, **301−304**

Ranunculus sceleratus 144
Rhus toxicodendron 55, 83, 136, 140, 207, 224, 240, **304f.**
Robinia pseudacacia 160
Rumex crispus 101
Ruta 114, 222, 224, 240, **305**

Sabadilla 104
Sabina 184
Sanguinara 108, 139
Sarsaparilla 172
Selenium 133
Senega 235
Sepia 43, 46, 48, 64, 85, 133, 136, 142, 144, 172, 180, 186, 195, **306ff.**
Silicea 48, 49, 51, 64, 71, 84, 104, 131, 133, 142, 144, 145, 186, 192, 221, 240, **308ff.**
Spigelia 51, 74, 79
Spongia 99
Staphysagria 115, 189, 221, 235, **310ff.**
Succinum 51
Sulfur 33, 60, 64, 111, 133, 136, 139, 147, 162, 192, 195, 240, 262, **312ff.**
Sulfur jodatum 133
Symphytum 119, 235, **314**

Tabacum 187, 229, 286
Thallium 143

Theridion 229
Thuja 126, 134, 138, 146, **314f.**

Urtica urens 136, 225

Valeriana 64, 74

Veratrum album 153, 182
Viburnum 182

Wecesin-Puder 207

Zincum metallicum 56, 201, 235, 298, **315ff.**

Sachwortverzeichnis

Abgeschlagenheit *siehe* Erschöpfungszustand
Abszesse
- Haut **130f.**, 309f.
- Zahnwurzel 309

Ähnlichkeitsregel 15
Akne 127, **131–134**, 247, 292, 297, 304, 308–310, 314
Alkohol
- Beschwerden nach 43, 71, 72, 76f., 80, 151, 153, 158–160, **161f.**, 186, 249, 271, 289, 296, 298, 309, 312
- in homöopathischen Mitteln 31, 239
- Verlangen nach 43, 120f., 161f., 186, **271**, **289**, **296**

Ampullen 30
Anämie 60, 70f., 115, 183f., 194f., 281, 294, 303, 315
Anamnese **19f.**
Angina *siehe* Mandelentzündung
Angst
- allgemein 14, 37, 39, 41, **46ff.**, 60–62, 97, 99, 151, 192–195, 211, 247f., 251, 255ff., 262, 282f., 289, 292, 296, 298, 300, 302f., 306, 308, 310
- Agoraphobie 51f., 254, 255
- durch Überarbeitung/Erschöpfung 47, 48, 51, 52
- Flugangst 50, 230, 254
- Höhenangst 50, 254
- in Menschenmengen 48, 50, 52, 194, 247, 302
- in öffentlichen Verkehrsmitteln 51, 52
- in Warteschlangen 50, 52
- Lampenfieber 37, **49**, 76, 254, 283, 310
- Panikattacken 37, **51ff.**, 248, 257, 298
- phobische Ängste 37, **50f.**, 300, 302, 303, 310
- Prüfungsangst 37, **49**, 76, 254
- Reiseangst 217, **229f.**
- Todesangst 47, 52, 53, 89f., 170, 213, 215, 247, 256
- vorm Alleinsein 47, 48, 50, 53, 195, 256, 291, 298, 302
- vor Dunkelheit 48, 50, 298, 302
- vor engen Räumen 50, 52, 194, 230, 294f., 302
- vor großen Tieren 50, 267
- vor Krankheiten 47, 48, 50, 85, 248, 298
- vor Versagen 42, 47, 59, 62, 63, 290

Augen
- allgemein 90, 107, 108, 109, 208, 220, 229, 246, 258, 259, 267, 268, 273, 278, 279, 280, 300

- Bindehaut- und Lidentzündung 109, **116ff.**, 248, 249, 252, 253, 256, 278, **279f.**, 284, 287, 302
- gerötete 90, 114, 116, 117, 208, 209, 280, 282, 284, 293, 304, 312
- juckende 118, 300, 312, 316
- Operationen 235, 316
- Sehstörungen 79, 81, 114, 235, 254, 271, 282, 295, 299, 306, 309, 316
- tränende 103, 107, 108, 114, 116, 117, 118, 208, 248, 261, 268, 278, **279f.**, 287, 295, 300
- trockene 116, 256
- Überanstrengung 69, 81, 109, **114f.**, 246, 255, 305
- Verletzungen 109, **118f.**, **290**

Augenringe 93, 101, 142, 195, 215, 246, 291, 299, 306

Beschwerden
- akute 23–27, 31
- chronische 23, 24, 26, 33, 40
- konstitutionelle **32f.**

Bienenstich 227f., 252
Bindehautentzündung *siehe* Augen
Blähungen 149, 154, 156, 157, 158, **161f.**, 164, 185, 200, 214, 254, 262, 263, 265, 268, 272, 286, 287, 291, 292, 293, 297, 303, 304, 307, 311, 314, 316
Blasenentzündung *siehe* Blasenkatarrh
Blasenkatarrh 165, **169–172**, 253, 269, 277, 298, 307, 311
Blasenreizung *siehe* Blasenkatarrh
Bremsenstich 227f.
Bronchitis *siehe* Husten, bronchitischer

Chinarinde 14
Colagetränke 32
Darmgrippe *siehe* Magen-Darm-Erkältung
Darmträgheit *siehe* Verstopfung
Darreichungsform 30
- Auswahl 30

Depressionen *siehe* Niedergeschlagenheit, Traurigkeit

Durchfall
- allgemein 162, 196, 246, 248, 255, 260, 261, 305, 313, 316
- bei Erkältung **154f.**, 278
- bei Menstruation 178, 182
- beim Zahnen 123, 263, 270
- bei verdorbenem Magen **152**
- nach ungewohnter Nahrung 140, 251, 260, 277, 286, 298
- nervöser 49, 52, 53, **155–158**, 230, 254, 270, 277, 282, 286, 299, 302

Durst
- fehlender 252, 253, 257, 282, 291, 302, 303
- großer 248, 257, 258, 260, 263, 278, 293, 295, 305

Einnahmezeiten
- Grundregeln *siehe auch* Tagesdosis **22f.**

Energie, heilende 17
Entbindung *siehe* Geburt
Erkältung 24, 28, 71, **87–91**, 113, 114, 116, 125, 130, 149, 152, **153ff.**, 192, 207, 209, 212, 213, 248, 259, 261, 267, 268, 269, 278–283, 287, 291, 293, 295, 296, 302, 304, 305, 309 *siehe auch* grippaler Infekt
Erektionsstörungen 292, 307, 311
Erschöpfungszustand 43, 51, 52, 58, 59, 65, **69f.**, 72, 78, 85, 115,

122, 133, 142, 184, 246, 251, 256, 257, 261–263, 271, 272, 275, 283, 292, 300, 306, 308, 314
Erstverschlimmerung **23 ff.**, 211
Eukalyptus 32

Fernsehen 72
Fieber 28, 40, 61, 62, 68, **89 ff.**, 92, **94 f.**, 97, 98, 99, 102, 105, **111 ff.**, 116, 119, 122, 130, 134, 143, **153 ff.**, 167, 170, 177, 188, 190, **206**, 207, 226, 252, 253, 257, 258, 262, 272, 280, 281, 284, 303, 304
Fieberhafter Infekt *siehe* grippaler Infekt
Furunkel 127, **130 f.**, 255, 285, 310

Gabärmutterkrämpfe
- bei Menstruation **182**, **184**, 194, 195, 277, 282, 286, 289, 297, 307, 316
- beim Stillen 309
- nach Geburt 182, 266, 272
- vor Menstruation **178**, **179**, **180**, 272, 273, 274, 286, 289, 316

Geburt
- allgemein 40, 84, 115, 141
- Beschwerden nach der 141, 173, 182, **188**, **189**, 256, 267, 272, 273, 285, 309, 311
- Dammschnitt **189**
- Kaiserschnitt 180, **189**, 311
- Vorbereitung auf die Geburt 173, **187 f.**, 256, 265, 272, 273

Gemütsverfassung *siehe* Temperament
Gerstenkörner 109, **115**, 118, 291, 302, 304, 309, 312
Gesichtsneuralgie *siehe* Kopf- und Gesichtsschmerzen, neuralgische

Globuli 30
Grippaler Infekt 87, **89 ff.**, 113, 116, 207, 208, 211, **212 f.**, 281, 283

Haarausfall 127, 129, **141 ff.**, 246, 247, 256, 257, 261, 262, 264, 265, 291, 292, 299, 300, 306, 308, 310, 312
Hahnemann, Samuel **13–19**, **21**
Halsentzündung 87, **91–94**, 269
Hämorrhoiden 185, 197, 199, 200, **201 f.**, **234**, 248, 257, 258, 261, 267, 270, 281, 283, 286, 289, 291, 297, 313
Hausapotheke 28, 187, 219, **237–240**
Haut
- allgemein 127, **129**, **308**, **312**
- blasse 133, 141, 194, 262, 303
- durchscheinende 136, 137, 138, 142, 298
- fettige 132, 137, 295
- feuchte 292, 294
- feuchtkalte 190, **262**
- gelbliche 133, **306**
- glänzende 133, 137, 295
- heiße 90, 92, 96, 97, 98, 112, 190, **248**, **257**, 282, 289
- juckende 64, 132, 134–137, 140, 141, **249**, 251, 257, 278, 282, 286, 305, 311, 312, 316
- kribbelnde 83, 136, 247, 316
- rote 52, 90, 96, 98, 133, 135, 137, 190, **257**, **258**, 297, 305, 312
- taube 54, 83, 316
- trockene 90, 92, 97, 112, 133, 145, 192, 248, **249**, 251, **257**, 278, 282, 292, 309, 313
- unreine **131–134**, 247, 262, 292, 294, 304, 308, 310, 313

- wunde 129, **139**, 140, 259, 262, **267**, **268**, 313

Hautausschlag
- allgemein 129, 130, **134ff.**, 286, 304, 307
- auf Kopfhaut 278, 293, 295
- bei Kinderkrankheiten 129, 203–210, 279, **305**
- beim Zahnen 140, **267**
- durch Fleisch 134, 303
- durch Fisch 134, 135, 136, 299, 307
- durch Kosmetika 132, 133, 134
- durch Medikamente 130, 132, 134, 136, 299, 317
- durch Milch 135
- durch Muscheln 136
- durch Nahrungsmittelumstellung 140
- durch Nervosität 55, 64, 286, 317
- durch Sonne **137**, 224, 225
- durch Süßigkeiten 250
- durch saure Speisen 140, 250, 278
- durch verdorbene Lebensmittel 134

Hautverletzungen
- Verbrennungen **224f.**, 267
- Verletzungen **220f.**, 267, 284, 289, 299, 312, 313
- Wundheilungsstörungen 262, 268, 299, 309, 313

Heilungsverlauf **23ff.**
Hering, Konstantin 24
Heuschnupfen *siehe* Schnupfen, allergischer
Hitzewallungen *siehe* Wechseljahrsbeschwerden
Hitzschlag **226**
Homöopathie, klassische
- Grenzen **25f.**, 102
- Grundlagen **18f.**
- Leitsätze **18**, **19**, **21**, **22**

Hühneraugen 129, **143**, **144**, 251, 268, 292, 307, 308, 309

Husten
- bronchitischer 87, **99–102**, 216, 252, 260, 304, 316 *siehe auch* Grippaler Infekt, Hals- und Kehlkopfentzündung

Indikationen, bewährte 19f.
Injektionslösung 30
Insektenbisse und Insektenstiche 28, 134, **227f.**, 253, 290

Kaffee **32**, 42, 55, 56, 62, 63, 71, 72, 75, 76, 78, 91, 121, 125, 158, 159, 161, 162, 168, 171, 172, 181, 186, 201, 265, 269, 270, 271, 275, 276, 280, 286, 296ff.
Kampfer **32**
Karbunkel 130
Kehlkopfentzündung 91 f., **97ff.**
Keuchhusten 99, 205, 206, **212–216**, 248, 255, 259, 265, 268, 269, 278, 279, 280, 281, 293, 294, 304
Kinder
- verlangsamte Entwicklung 139, 145, 263
- zahnende 112, 157, 261, 263, 267

Kinderkrankheiten, klassische 56, 68, 102, 111, 129, **203–216**
Kirlian-Fotografie 18
Konstitution
- geschwächte 22
- kräftige 22

Konstitutionsbehandlung 32, 33, 89, 95, 107, 108, 113, 126, 129, 134, 137, 167, 193, 199, 201
Konstitutionsmittel **32**, **33**, 261, 266

Konzentrations- und Gedächtnisstörungen 47, 49, 53, 55, **58ff.**, 70, 246, 247, 249, 252, 261, 263, 264, 265, 271, 282, 288, **290f.**, 293, 294, 300, 311, 312, 314, 315

Kopfhaut
- Ausschlag *siehe* Hautausschlag
- empfindliche 70, 106, 141, 142, 254, 264, 271, 280, 287, 299, 300, 306, 308, 311, 312

Kopfschmerzen
- allgemein 29, 62, 67, 68, **69–79**, 82, 83, 206, 248, 252, 256, 257, 258, 269, 270, 278, 303
- bei Anämie 71, 271, 295, 315
- bei Erkältung 104, 105 ff., 114, 117, 259, 267, 278, 279, 282, 287, 293
- bei Fieber **89ff.**, 190, 208, 280, 282
- bei Magenbeschwerden 159, 160, 264
- bei Menstruation 177, 178, 179, 180, 181, 183, 266, 273, 286, 295, 306, 315
- bei Muskelverspannungen **74ff.**, 298
- bei Schulkindern 70, 263
- bei Überarbeitung und Erschöpfung **69ff.**, 246, 261, 262, **272**, 275, 276, 291, 298, 306, 308, 310
- einseitige 60, 72, 73, 74, 76, 77, 78, 79–82, 83, 106, 107, 159, 247, 266, 267, 273, 275, 306
- nach Alkohol und Nikotin **76f.**, 250, 286, **298**
- nach Medikamenten 43, 130, 134
- nervöse 49, 54, 68, **72ff.**, 195, 230, 246, 247, 254, 256, 270, 276, 282, 283, 286, 290, 295, 298, 300, 305
- neuralgische **77ff.**, 84, 248, 257, 258, 267, 270, 275, 276, 277, 278, 279, 282, 288, 295, 302, 308

Krampfadern 142, 144, 185, 196, **199ff.**, 265, 283, 289, 292, 304, 307, 313, 316

Lebensmittelvergiftung *siehe* Magen-Darm-Verstimmung

Libido
- erhöhte 179, 181, 276, 289, 297, 311
- nachlassende 307

Magen
- nervöser 29, 42, 49, 52, 53, 57, 73, **155–158**, 230, 251, 254, 260, 275, 277, 286, 299, 300, 307
- verdorbener *siehe* Magen-Darm-Verstimmung

Magen-Darm-Erkältung **153ff.**, 252, 279

Magen-Darm-Infektion *siehe* Magen-Darm-Erkältung und -Verstimmung

Magen-Darm-Verstimmung 134, **149–153**, 252, 265, 288, 296

Magengrippe *siehe* Magen-Darm-Erkältung

Mandelentzündung **94ff.**, 289, 291

Masern 68, 99, 102, 111, 129, 205, 206, **208f.**, 215, 248, 251, 259, 260, 279, 280, 282, 283, 304

Medikamente, konventionelle,
- Abführmittel 133, 163, 164, 201
- allgemein 27f.
- Säurepuffer 158
- Schmerzmittel 68, 189

Menstruation
- allgemein 29, 80, 122, 133, 135, 136, 175, 192, 193, 250, 259, 260, 266, 271, 272, 276, 283, 295, 308, 310
- Beschwerden vor der – 56, **177–180**, 262, 272, 273, 289, 316
- schmerzhafte *siehe* Gebärmutterkrämpfe
- starke 180, 181, **182ff.**, 192, 194, 258, 260, 262, 266, 270, 271, 273, 286, 295, 307, 316
- unregelmäßige 192, 193, 194, 195, 274, 275, 289, 292, 295, 297, 307
- zu frühe 180, 181, 182, 183, 184, 257, 258, 260, 262, 266, 271, 273, 274, 276, 286, 289, 297, 307
- zu späte 179, 180, 182, 183, 184, 273, 277, 282, 303, 307

Menthol 32
Migräne 60, 68, 69, **79–82**, 106f., 152, 159, 179, 180, 193, 194, 195, 254, 257, 260, 262, 270, 273, 283, 295, 296, 306, 307, 316
Mittel, homöopathische
- Aufbewahrung **241**
- Auswahl, passendes **20**, 28, 29, 129, 187, 213, 233
- Herstellung **16f.**, 30
- Prüfung 15, 16
- Wirksamkeit 18
- Beeinträchtigung 31

Mittelohrentzündung *siehe* Ohrenschmerzen
Modalitäten 19, 20, 27, 29
Mückenstich 227f.
Müdigkeit *siehe* Erschöpfungszustand
Mumps 68, 205, 206, **210ff.**, 248, 259, 290, 301, 304, 305

Mundtrockenheit 90, 96, 153, 209, 211, 249, 291
Nägel, brüchige 129, **144ff.**, 249, 250, 251, 262, 310
Nägelbeißen **147**, 314
Nagelverletzungen **146**, 222, 285
Narkose 189, 234
Nasenbluten 90, 97, 101, 103, 179, 186, 194, 214, 215, 226, 246, 248, 255, 258, 259, 264, 271, 280, **281**, 289, 293, 297, 299, 313
Nebenhöhlenentzündung **105ff.**, 259
Nervöse Unruhe 29, 39, 41, 47, 49, 50, 52, **53ff.**, 57, 61, 64, 75, 81, 85, 142, 147, 253, 255, 267, 269, 270, 274, 275, 276, 280, 281, 291, 296, 298, 300, 305, 317
Nesselfieber **134ff.**, 137, 247, 251, 253, 257, 262, 279, 296, 297, 299, 300, 304, 305, 308, 314
siehe auch Hautausschlag
Niedergeschlagenheit **43–46**, 48, 53, 192, 247, 259, 250, 251, 267, 268, 271, 275, 285, 286, 288, 290, 294, 296, 308 *siehe auch* Traurigkeit
Nierenschmerzen **167ff.**, 259, 277
Nikotin
- Beschwerden nach 54, 71, 72, 73, 76, 77, 80, 121, 151, 153, 159, 160, 161, 162, 186, 283, 286, 296, 307, 311 *siehe auch* Tabakdunst

Ohrenschmerzen **111ff.**, 125, 206, 209, 210, 248, 258, 269, 270, 278, 279, 281, 282, 284, 287, 293, 303f.

Parfüm 32
Periode *siehe* Menstruation

Pfefferminz 32
Potenzen
- allgemein **17f.**, **21f.**
- Auswahl passende 21f., **30ff.**
- C-Potenzen 17
- D-Potenzen 17
- LM-Potenzen 17
- Q-Potenzen 17
- Wirkung 21f.

Prämenstruelle beschwerden *siehe* Menstruation

Prellungen 198, **222**, 223, 285, 290, 314

Quetschungen *siehe* Prellungen

Rauchen *siehe* Nikotin
Reisefieber **229f.**, 254, 283
Reiseübelkeit **228f.**, 275
Reizbarkeit 29, 39, **41ff.**, 53, 57, 205, 250, 259, 260, 269, 270, 276, 277, 292, 298, 303, 308, 312
Reizblase *siehe* Blasenkatarrh
Reizmagen *siehe* Magen, nervöser
Röteln 129, 205, **209f.**

Scharlach 129, 205
Schlaflosigkeit *siehe* Schlafstörungen
Schlafstörungen 39, **60–64**, 248, 256, 257, 260, 262, 270, 275, 283, 286, 290, 292, 296, 298, 300, 303, 308, 310, 314
Schnittwunden 28, **220f.**, 235, 310
Schnupfen 24, 29, 93, **102ff.**, 105, 106, 117, 209, 260, 267, 279, 280, 282, 284, 287, 288, 289, 291, 295, 297, 298, 299, 300, 302, 303, 306, 309, 310, 313, 315
- allergischer **107f.**, 269, 278, 298, 303

Schürfwunden 28, **220f.**, 223, 227, 264
Schwangerschaft
- allgemein 40, 84, 115, 169f., 176, **185ff.**, 199, 200, 210, 272, 273
- Blasenentzündung 169f.
- Haarausfall 141f.
- Hämorrhoiden 201f.
- Krampfadern 199f., 316
- Übelkeit/Erbrechen 185, 186, 187, 275, 286, 307, 308
- Zahnfleischentzündung 119f.
- Zahnschmerzen **120ff.**, 269, 270

Schwielen 138, **143f.**, 251, 310
Schwindel
- allgemein 105, 184
- Drehschwindel 47, 52, 80, 84, 249, 288
- mit Erschöpfungs-/Schwächezustand 85, 182, 183, 184, 254, 274, 281, 296, 298, 306, 312, 313, 315
- mit Kopfschmerz 52, 54, 55, 69, 70, 71, 72, 74, 75, 76, 79, 82, 83, 85, 152, 160, 179, 183, 184, 194, 226, 247, 251, 254, 255, 258, 274, 276, 280, 281, 282, 287, 289, 293, 295, 296, 298, 300, 302, 312, 315
- mit Übelkeit 185, 187, 196, 229, 234, 247, 251, 260, 261, 274, 287, 289, 295, 296, 306, 313, 315

Seekrankheit *siehe* Reiseübelkeit
Selbstbehandlung
- allgemein 17, 19, **26ff.**, 111, 239ff.
- Grenzen 25f., 32f., 40f., 94f., 99, 115, 130, 158, 161, 170, **176f.**, **187ff.**, 190, 199, **201**, 220, 227

- Grundregeln **27f.**, **30−33**, 176f., 205f., 219f.

Selbstheilungskräfte 13, 14, 19, 22, 25, 67, 176

Simile **15f.**, 20

Sodbrennen 157, **158ff.**, 179, 186, 250, 261, 265, 272, 278, 281, 297, 309, 316

Sonnenallergie **137**, 296 *siehe auch* Hautausschlag

Sonnenbrand 90, **224f.**, 253, 256, 259

Sonnenstich **226**, 259

Standarddosis **30ff.**

Stichverletzungen 146, **220f.**, 253, **290**, 312

Stillen
- Beschwerden beim 62, **189−192**, 265, 274, 294, 301

Stimmungsschwankungen **57f.**, 192, 273, 285, 286, 312

Streukügelchen 30

Symptombild
- Verfälschung 21

Symptome
- geistig-seelische **19**, **23**, 193
- körperliche **19**, **23**, 193

Tabak *siehe* Nikotin

Tabakdunst
- Unverträglichkeit 73, 77, 185, 228, 254, 274, 286, 293

Tabletten 30

Tagesdosis, empfohlene
- allgemein **30**
- bei brüchigen Nägeln 145
- bei Haarausfall 141
- bei Karies 126
- bei Menstruationsbeschwerden 177, 180, 183
- bei Nägelbeißen 147
- bei Reisebeschwerden 228
- bei seelischen Beschwerden 41
- bei unreiner Haut 132
- bei Verletzungen 224f.
- bei Wechseljahrsbeschwerden 193
- nach Knochenbrüchen 235f.
- vor/nach der Geburt **188f.**
- vor/nach Operationen 189, 233, 234

Tee
- Früchtetee 32
- Kräutertee 32
- schwarzer Tee 32
- Beschwerden nach 56, 63, 72, 91, 151, 159, 161, 162

Temperament *siehe* Verfassung, geistig-seelische

Traurigkeit 41, **43−46**, 57, 177, 178, 179, 246, 247, 267, 268, 274, 275, 286, 290, 296, 308

Trituration 30

Tropfen 30

Übelkeit/Erbrechen
- allgemein 68, 100, 124, 134, 181, 182, 196, 206, 313
- bei Magen-Darm-Erkältung **154**, 257, 260, 279, 304
- bei Magen-Darm-Verstimmung **151ff.**, 246, 250, 251, 257, 260, 287, 288, 296, 297, 304, 313
- beim Reisen **228f.**, 274f.
- mit Kopfschmerz 71−77, 79, 81, 159, 247, 248, 260, 273, 275, 287, 288, 295, 300, 306
- nach Alkohol, Kaffee, Nikotin 76, 77, 269, 286, 296, 316
- nach verdorbenen Lebensmitteln 135, **151f.**, 257, 260
- nervöse **155−158**, 179, 251, 256, 257, 260, 275, 286, 296, 300, 304, 307, 316

Überaktivität *siehe auch* nervöse Unruhe 53, **56f.**, 275, 300
Überarbeitung *siehe* Erschöpfungszustand

Vaginalausfluß 177, 180, 249, 257, 262, 266, 271
Verbrennungen 28, **224f.**, 256, 259
Verdünnen **16f.**
Verfassung, geistig-seelische
- abweisend 42, 45, 121, 208
- ängstlich 44, 45, 47, **53f.**, 71, 72, 73, 77, 78, 102, 112, 122, 141, 147, 156, 193, 194, 195, 249, 253, 259, 264, 282, 294, 308
- anhänglich 48, 50, 207, 209, 212, 302
- antriebslos/apathisch 58, 59, 60, 69, 141, 195, 312
- cholerisch 42, 53, 71, 73, 115, 160, 162, 164, 179, 221
- egozentrisch 60, 139, 179, 195, 312
- eifersüchtig 45, 55, 193, 195, 288, 302
- ernst 46, 48, 194, 294
- gesellig 57, 298, 312
- gleichgültig 57, 141, 178, 193, 195, 246, 271, 282, 298, 306, 315
- grüblerisch 143, 294
- hastig 52, 156, 178, 185, 193, 249, 253, 284
- herrisch, dominant 42, 47, 125
- introvertiert 45, 77, 81, 157, 158, 285, 294
- jähzornig 42, 284, 296
- launisch 45, 48, 50, 74, 112, 118, 121, 125, 140, 158, 162, 172, 269, 302
- melancholisch 44, 57, 59, 253, 267, 285, 291, 298, 315
- menschenscheu 45, 48, 85, 147, 178, 179
- mißtrauisch 45, 55, 58, 59, 193, 195, 288, 293, 302
- mitfühlend 44, 194
- mürrisch 42, 57, 72, 179, 194, 208, 250, 255, 259, 263, 266, 294, 306
- nachtragend 46, 81, 135, 194, 294
- pedantisch 47, 53, 71, 73, 78, 160, 162
- rachsüchtig 288
- ruhelos 141, 156, 179, 193, 266, 288 *siehe auch* unruhig
- sanft 45, 46, 58, 74, 195, 274, 301, 302
- scheu 44, 48, 49, 50, 230, 274, 302
- schüchtern 44, 48, 58, 228, 292, 302, 310
- starrköpfig 47, 57, 261, 298, 302
- teilnahmslos 44, 58, 246, 304
- träge/phlegmatisch 132, 139, 163, 261, 264
- überempfindlich 42, 54, 55, 71, 72, 74, 90, 112, 255, 258, 275, 284, 315
- unentschlossen 46, 115, 185, 186, 302
- ungeduldig 42, 43, 72, 94, 157, 191, 195, 269, 296, 312
- unruhig 45, **53–56**, 57, 61, 74, 77, 102, 104, 112, 115, 117, 121, 122, 132, 135, 147, 181, 185, 193, 207, 252, 253, 269, 298, 316
- unsicher 44, 267, 290, 310
- unzufrieden 42, 57, 74, 179, 263, 269, 284, 302, 306
- weinerlich 44, 45, 46, 48, 54, 104, 118, 140, 172, 195, 207, 209, 212, 252, 266, 285, 302, 308

- will alleine sein 44, 46, 52, 54, 72, 194, 255, 266, 282, 291, 294
- will nicht alleine sein 48, 156, 251, 256
- wortkarg 42, 45, 52, 54, 57, 85, 255
- wütend 42, 43, 72, 143, 157, 269
- zornig 41, 271, 312 *siehe auch* Niedergeschlagenheit, Traurigkeit, Reizbarkeit, nervöse Unruhe, Angst, Konzentrations- und Gedächtnisstörungen

Vergeßlichkeit *siehe* Konzentrations- und Gedächtnisstörungen
Verreibung 30
Verstauchungen **223f.**, 260, 290, 305
Verstopfung 133, 145, 157, **163f.**, 186, 199, 202, 208, 250, 260, 286, 289, 291, 292, 297, 307, 309, 311, 313, 316
Völlegefühl *siehe* Blähungen

Wachstumsschmerzen 263
Warzen **138**, 251, 267, 268, 295, 315
Wechseljahrsbeschwerden 40, 45, 55, 56, 75, 79, 136, 139, 142, **192–196**, 201, 262, 273, 289, 290, 296, 303, 307, 308, 314, 315, 316, 317
Wetterfühligkeit 67, **82ff.**, 263, 279, 285, 288, 290, 298, 300, 301, 305, 310
Windeldermatitis 129, **140**, 267
Windpocken 99, 140, 205, **206f.**, 248, 251, 259, 304, 305

Zahnfleischentzündung **119f.**, 253, 259
Zahnpasta 32
Zahnschmerzen
- akute **120ff.**, 248, 259, 260, 276, 298
- beim Zahnen 111, **122f.**, 269, 270
- in der Schwangerschaft 121, 269
- neuralgische 84, **124f.**, 270, 276, 298, 308
- nach Zahnbehandlung 123f.

Zerrungen **223f.**, 260, 290, 305
Ziegenpeter *siehe* Mumps

Das Praxisbuch zur Alexander-Technik

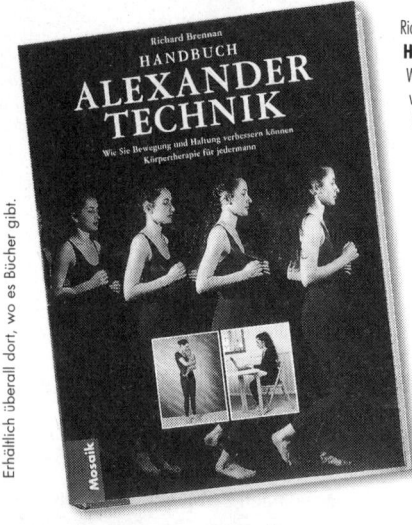

Richard Brennan
Handbuch Alexander-Technik
Wie Sie Bewegung und Haltung
verbessern können
Körpertherapie für jedermann
144 Seiten, 200 Farbfotos
Gebunden
ISBN 3-576-10628-6

Erhältlich überall dort, wo es Bücher gibt.

Bereits vor 90 Jahren veröffentlichte Frederick Alexander seine ganzheitlich ausgerichtete Bewegungstherapie gegen Schmerzen und Verspannungen, Streß und Depressionen. Mit Hilfe dieser Technik wird der Körper beweglicher und entspannter.
Hier ist das erste umfassende und farbig illustrierte Buch zur Alexander-Technik, mit schrittweisen Anleitungen - für Anfänger wie für geübte Anwender. Dieses Buch füllt eine Lücke in der Reihe der körpertherapeutischen Ratgeber.

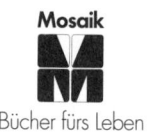

Bücher fürs Leben